イギリスの
医療制度改革

患者・市民の医療への参画

小磯 明 著

同時代社

はしがき

　本書は、私が法政大学現代福祉学部で担当している「医療政策論」の授業の一部です。受講生はすでに承知していることなのですが、日本以外の国の医療制度と政策を国際比較することには意義があります。

　医療制度は歴史、経済、政治、風土、文化等の所産であり、各国の固有性が強く現れています。しかも、ファイナンスとデリバリーが結びつき1つの体系として成り立っているため、外国の医療制度や政策のある部分を取り出し無条件に自国に移入することは、政策の誤りを誘発する結果に陥りやすいです。しかし、だからといって国際調査や国際比較を行うことは無意味なわけではありません。比較の目的や視座が明確であれば、有益な示唆を得ることができます。

　自国の医療制度・政策の特徴を認識するのに役立つだけでなく、その優位性や欠点を評価することができます。医療制度・政策の場合には、医療の質、アクセス、コストという世界共通の評価基準があるので、この基準に照らし自国のパフォーマンスを相対評価することができるのです。医療制度・政策の絶対評価は困難であり、相対評価にならざるを得ません。こうして、外国の制度を知ることは日本の政策形成に役立ちます。

　次に、日本の改革に適用可能なアイディアが得られる場合があることです。研究者は政策の選択肢を幅広く知ることができますし、視野を自国だけに限定すると既成概念に囚われがちですが、政策のヒントを得ることを目的として、外国の医療制度と政策等の研究が行われることは有意義です。

　さらに、他国で採られた政策の成果や失敗の原因を評価し分析することは、日本で採ろうとしている医療政策の実現可能性や問題点を検討する上で有用です。今日、医療制度は国民の生活に組み込まれています。日本で採ろうとする政策が外国で実施されている場合には、その成否は貴重な参考情報となります。他国で実際に生じた問題点等を分析すれば、日本における対処の仕方をあらかじめ検討することも可能となります。

このような視点から、医療制度・政策の国際調査と比較を行うことの意義は大きいといえるでしょう。私の授業では、イギリスの医療制度について前期の授業のうち2回分を当てています。その際にパワーポイントを使用して、撮り貯めた写真を映し出すのですが、他国の病院や福祉施設等に学生は非常に関心が高く、いつか著書にまとめたいと考えていました。医療政策論の授業も2019年で5年を過ぎましたので、この際、授業の教材の一部として本書を出版することにしました。ちなみに授業では、イギリスのほかにフランス、ドイツ、オランダ、イタリアほかの国のスライドも学生は見ますが、どの国にも興味深く熱心です。

　本書が医療政策の研究者や実務者に少しでも役立つことはもちろんなのですが、何よりも学部生に何か示唆を与えられるならば、著者として一番の喜びです。

2019年9月　　小　磯　　明

目　次

はしがき　3

図表・写真目次　9

主な略語一覧　13

序　章　研究の視点と本書の概要 ……………………………………15

1. 研究の視点──イギリスの医療と日本の医療　15

2. 視察調査の概要　16

3. 研究の方法と限界　18

4. 本書の概要　19

第1章　NHS の医療提供体制 ………………………………………22

1. 医療提供体制　22

2. NHS の体制　23

3. 病院の開設者　25

4. NHS 以外の医療提供者　26

民間セクター（private sector）／ 第三セクター（The third sector）／ 社会的企業（Social enterprise）／ 独立系契約者（Independent contractors）

第2章　ガイズ＆聖トーマス NHS ファウンデーション・トラスト（ロンドン）
　　──Guy's and St. Thomas' NHS-FT : Patient and Public Engagement Strategy ……………………30

1. ガイズ＆聖トーマス病院　30

患者と一般市民の参画を戦略に取り込む ／ 年間患者数 ／ ガイズ＆聖トーマス病院の医療機能

2. 患者中心の医療体制の構築　35

ブリストル調査 ／ 患者と一般市民の声を NHS に反映させる政策 ／ フランシス調査 ／ キーオ＆バーウィック・レポート ／ 市民の声をどのように取り入れて行くか（Involvement continuum） ／ 患者と市民の参画（Patient & Public engagement）

3. 問題提起と行動　41

14 部署で 175 のアクティヴィティを認識 ／ ミステリーショッパーとセーフ・イン・アワ・ハンズ ／ フレンド・アンド・ファミリー・テスト ／ アクティング・オン・ファインディング ／ テクノロジーを患者のケアに活かす

4. プロジェクト　46

「誰の靴か」プロジェクト ／ 「若い探偵たち」プロジェクト ／ 医師へのクレイム ／ 各部署との連携 ／ 法的規制が市民の声を聞きやすくした ／ GP と CCGs とのかかわり

第 3 章　ブロムリー・ヘルスケア・コミュニティ利益会社の挑戦（ロンドン）
―― Bromley Healthcare CIC Ltd. : GP with the Special Interest（GPwSI）...................................... 55

1. 社会的企業としてのブロムリー・ヘルスケア　55

社会的企業の定義 ／ 保健省社会的企業ユニット ／ ベックナムはブロムリー・ロンドン自治区のタウン ／ ブロムリー・ヘルスケア ／ NHS と社会的企業

2. コミュニティ利益会社　59

投資家と経営者の立場 ／ 組織のガバナンス ／ コミュニティ利益会社（CIC） ／ 多様なサービスを提供

3. GPwSI と Right to request　62

GPwSI という中間のサービスの誕生 ／ 政府の政策変化がきっかけ ／ 生産性は既に 8％上昇 ／ Urgent Care Center ／ Right to request

4. ソーシャル・インパクト・ボンド　66

システムを効率化すれば利益が出る ／ サプライチェーンの効率化 ／ 公共サービスの財源節約と事業者利益増加の両立 ／ ソーシャル・インパクト・ボンドの最大の問題

第4章 ビクトリア・ロード・ヘルスセンターの実践 （サンダーランド）
—— Victoria Road Health Centre：プライマリケアの中核としてのGP ·· 73

1. サンダーランド市とGPセンター　73

サンダーランド ／ Victoria Road Health Centre ／ イングランド全体の GP数 ／ 報酬と費用 ／ 救急を含めて全部予約診療 ／ 胸部疾患が多い 地域

2. NHSとGP　79

イギリスのNHS組織 ／ GPと病院との関係 ／ GPのトレーニングコース

3. 多職種連携　82

多職種連携 ／ GP研修 ／ リスペクトされるGP

4. センター内の視察　84

アドミニストレーション部門 ／ 処方看護師 ／ 診療部門 ／ 待ち時間は 10分

第5章 サンダーランド市民病院NHSファウンデーション・トラスト（サンダーランド）
—— Sunder Land City Hospital & Colleagues ······· 90

1. サンダーランド市民病院トラスト　90

病院のNHSでの位置 ／ 病院のビジョン ／ 病院の5つの価値 ／ 病院 の概要（各指標） ／ 病院スタッフは5,000人 ／ 病院の機構

2. サンダーランド市民病院の特徴と機能　98

チェスターウイング（CHESTER WING） ／ 病院の増改築 ／ アレキ サンドラセンター（Alexandra Centre） ／ ガイデッド・ルミネッソン・ セラピー ／ 認知症の人の視覚は30度の誤差 ／ 入院期間の限度はない ／ ストロークユニット「E58」 ／ 多職種のチーム医療で対応 ／ 赤と 緑と黄色のチーム ／ 中間ケア ／ 医師数と看護師数 ／ 勤務形態と遠隔 医療

3. サンダーランド市民病院の救急部門　111

1970年頃に造られた病院の一番古い建物 ／ 救急部門 ／ クワイエット ルーム（Quiet room） ／ A&Eはフリーアクセス ／ インターフェイスチー ム（interface team）

4. 病院の外から建物を見る　116

第6章　NHS の現在と未来
── NHS North East Leadership Academy からの
学び ………………………………………………………………………… 119

1. NHS の仕組み　119

はじめに ／ NHS の仕組み ／ CCGs ／ クリニカルセナート（Clinical Senate） ／ 専門サービス ／ NHS イングランド ／ ローカル・ヘルスウオッチ（Local Healthwatch）

2. NHS の構造と従事者　126

NHS の 3 つの部門 ／ NHS のお金の流れ ／ ALL one NHS? ／ どのように査定が機能しているか ／ どのようにスタッフをトレーニングするか ／ 保健医療及び対人社会サービス従事者数

3. NHS の未来　134

Provider Internal Structures ／ FIVE YEAR FORWARD VIEW ／ 国民のための健康のサービス

4. 日本への示唆　137

モニター ／ 160 のトラスト、500 の病院 ／ 地方保健局と NHS 病院 ／ CQUEEN target ／ GP の数と質の問題 ／ フリーアクセス ／ プライベートヘルスの保険の購入 ／ 医療費の GDP 対比 ／ 医療的アドバイスを受ける場所を増やす

あとがき　145

初出一覧　148

索引　150

図表・写真目次

第 1 章
図 1-1　　NHS の体制（イングランドについて主な組織のみ記載）

第 2 章
写真 2-1　　聖トーマス病院の正面玄関
写真 2-2　　聖トーマス病院・テムズ川・ビッグベン
写真 2-3　　フローレンス・ナイチンゲール
写真 2-4　　当時の看護学校の様子
写真 2-5　　アンドレア・カーニー（Ms. Andrea Carney）さん
写真 2-6　　Evelina Children's Hospital への通路
写真 2-7　　エヴェリーナ・ロンドン小児病院（From Wikipedia）
表 2-1　　ガイズ&聖トーマス病院の医療機能
表 2-2　　Patient and Public Engagement Policy：a timeline（患者と一般市民の参画政策：年表）
図 2-1　　Patient and public stakeholders
図 2-2　　Our Patient and public Engagement Strategy 2014-17: the framework
写真 2-8　　Dr. ジェイミー・ケディー（Dr. Jamie keddie）
表 2-3　　Patient and public engagement in practice：Friends and Family Test- inpatients（入院）
表 2-4　　Patient and public engagement in practice：Acting on findings（発見して行動）
写真 2-9　　病院近くの WATERLOO 駅
写真 2-10　　病院そばの King's College London
写真 2-11　　院内薬局
写真 2-12　　病院の救急車

第 3 章
写真 3-1　　ベックナム（Beckenham）の街角
写真 3-2　　ベックナム（Beckenham）の教会
写真 3-3　　ブロムリー・ヘルスケアの玄関

写真 3-4　　近くの住宅街

写真 3-5　　ジョナサン・ルイス（Jonathan Lewis）CEO

写真 3-6　　提供しているサービスが書かれたボード

第 4 章

図 4-1　　　サンダーランドの位置

写真 4-1　　 Victoria Road Health Centre の外観

写真 4-2　　ビクトリア・ロード・ヘルス・センターの入り口

写真 4-3　　併設のチャイルドケア・センター

写真 4-4　　プラクティス・マネジャーのジューンさん

表 4-1　　　GP 数の推移（イングランド：1995-2005）

写真 4-5　　Ambulance & Disabled Parking の看板

図 4-1　　　イギリスの NHS 組織図

写真 4-6　　追加収入のリスト

写真 4-7　　アドミニストレーション部門

写真 4-8　　現在は使用されていない紙カルテ

写真 4-9　　処方看護師

写真 4-10　医師の診察室

写真 4-11　Dr. G. Stephenson の部屋

写真 4-12　診察台

第 5 章

写真 5-1　　ケン・ブレムナー（Ken Bremner, chief excutive officer）
　　　　　　CEO

写真 5-2　　NHS の構造

写真 5-3　　5 つの価値（VALUES）

写真 5-4　　病院の概要（各指標）(Overview 2014/15)

表 5-1　　　The membership figures for each of the constituencies and
　　　　　　classes are given in the table below

写真 5-5　　WORKFORCE 2014/15

表 5-2　　　YEAR AT GLANCE：2009-2015

写真 5-6　　DIRECTRATE STRUCTURE

図 5-1　　　BOARD OF DIRECTORS 2014/15

図表・写真目次

図 5-2	EXECTIVE COMMITTEE/TEAM 2014/15
写真 5-7	以前は看護師寮だった建物。現在は病院の本部棟
写真 5-8	サンダーランド・ロイヤルホスピタル（SRH）の全景
写真 5-9	リハビリテーションの入り口
写真 5-10	エントランス 8 の診療科目
写真 5-11	ポダイアトリー（Podiatry）の入り口
写真 5-12	建築中の救急センターの屋根
写真 5-13	説明するキャロル・ハリス（Carol Harries）さん。廊下には古いベッドが置かれていた
写真 5-14	5 年前に造られたジュビリーウイング棟
写真 5-15	認知症病棟（アレキサンドラセンター）
写真 5-16	アレキサンドラセンター看護師長のジューンさん
図 5-3	カラーチャート
写真 5-17	左からデボラさん、スーリンジさん、マジメダー先生
写真 5-18	4 人部屋とトイレ
写真 5-19	個室
写真 5-20	各棟のハブになっているところ
写真 5-21	配置がわかるホワイトボード
写真 5-22	イエローチーム
写真 5-23	1970 年ころに造られた病院の一番古い部分
写真 5-24	事故＆救急看護師長のジュリーさん
写真 5-25	A&E レセプション（受付）エリア
写真 5-26	救急コールセンター
写真 5-27	家族ルーム
写真 5-28	看取りルーム
写真 5-29	A ＆ E デパートメント
写真 5-30	現在建設中の新しい救急入口（手前）と病院
写真 5-31	マルチレベルカーパーク
写真 5-32	教育センター
写真 5-33	産科：マタニティユニット
写真 5-34	日帰り手術（デイサージャリー）センター

第 6 章

写真 6-1　　クライブ・スペンサー（Clive Spencer）氏

図 6-1　　　NHS の仕組み

表 6-1　　　List of National Specialist Services（Scotland's Health）

図 6-2　　　NHS の 3 つの部門

図 6-3　　　How the money flows from April 2013（お金の流れ）

図 6-4　　　新しい NHS

表 6-2　　　All one NHS?

図 6-5　　　どのように査定が機能しているか

図 6-6　　　どのようにスタッフをトレーニングするか

表 6-3　　　保健医療及び対人社会サービス従事者数（イングランド）

表 6-4　　　Provider Internal Structures（調達者の内部構造）

図 6-7　　　FIVE YEAR FORWARD VIEW

表 6-5　　　Future?

（写真の出所は、特に断りがない限り、視察調査日に私が許可を得て撮影した
ものです。）

主な略語一覧

A&E department（accident and emergency department, 救命救急センター）

AQP（Any qualified provider, エニ・クォリファイド・プロバイダー）

BRI（Bristol Royal Infirmary, ブリストル王立小児病院）

CCGs（Clinical commissioning groups, 臨床委託グループ）

CHC（Community Health Councils, コミュニティ・ヘルス・カウンシル）

CIC（Community Interest Company, コミュニティ利益会社）

CNS（Clinical Nurse Specialist, クリニカル・ナース・スペシャリスト）

COPD（chronic obstructive pulmonary disease, 慢性閉塞性肺炎疾患）

CQC（Care Quality Commission, ケア・クオリティ・コミッション）

DH（Department of Health, 保健省）

DTI（Small Business Service, Department of Trade and Industry, 貿易産業省
小企業局）

EDD（expected discharge delivery, エクスペクテッド・ディスチャージ・デリ
バリー）

FT（Foundation Trust, ファウンデーション・トラスト）

GMC（General Medical Council, 医師の登録監査機関であるジェネラル・メデ
ィカル・カウンシル）

GP（General Practitioner, 一般家庭医）

GPwSI（GP with the Special Interest, 特別利益団体に勤務する家庭医）

GSTT（Guy's and St Thomas' NHS Foundation Trust, ガイズ＆聖トーマス
NHS ファウンデーション・トラスト）

HCAs（Health Care Assistants, ヘルスケアアシスタント）

KPI（Key Performance Indicator, 主要経営目標）

NHS（National Health Service, 国営の国民保健サービス）

NHS CB（NHS Commissioning Board, NHS 委託理事会）

NMUK（Nissan Motor Manufacturing (UK) Ltd, 英国日産自動車製造会社）

OT（Occupational therapist, 作業療法士）

PCT（Primary Care Trust, プライマリケアトラスト）

PHE（Public Health England, パブリックヘルスイングランド, イングランド公
衆衛生局）

PT（Physical Therapist または Physio Therapist, フィジオセラピー, 理学療法士）

QOF（Quality and Outcome Framework, 診療の質と成果の評価枠組み）

R2P（right to provide, ライト・トゥ・プロバイド, 供給する権利）

R2R（right to request, ライト・トゥ・リクエスト, 要求する権利）

RN（registered nurse, レジスタードナース, 登録看護師（日本では正看護師））

SEI（Sunderland Eye Infirmary, サンダーランド眼科診療所）

SIB（Social Impact Bond, ソーシャル・インパクト・ボンド）

SIB（Social Investment Business, ソーシャル・インベストメント・ビジネス）

SII（Social Impact Investment, ソーシャル・インパクト・インベストメント）

SRH（Sunderland Royal Hospital, サンダーランド・ロイヤルホスピタル）

TIA（Transient Ischemic Attack, 一過性脳虚血発作）

UCAOA（Urgent Care Association of America, 米国アージェント・ケア協会）

序章 **研究の視点と本書の概要**

1. 研究の視点—イギリスの医療と日本の医療

　イギリスでは、2016 年 6 月に EU 離脱の是非を問う国民投票が行われ、EU 離脱支持が過半数を超える結果となりました。EU からの離脱交渉は紆余曲折しながら現在も最優先の課題であり続ける中、社会保障に関して大きな改革が行われる見込みは少ないですが、前政権において行われた制度改革は着実に施行されてきています。医療に関しては、NHS（National Health Service, 国民保健サービス）改革が進められていますが、医療費の増加、医療・介護の連携、救急医療などが問題となっています。こういった中で、本書ではイギリスの医療制度（NHS）改革について述べます。なお、本書でイギリスというとき、特に断りのない限り「イングランド」のことをいうこととします。

　イギリスは、これまでの労働党ブレア・ブラウン政権による医療費増加策から、保守党キャメロン政権による NHS の民営化の推進と病院の人員削減など医療費抑制策に転換し、現場は再び混乱してきています。初めて株式会社に委託された NHS の病院も設置されており、持分有りの医療法人は非営利で株式と一線を画し、オーナーシップも発揮できる絶妙な制度となっています。

　日本でもイギリス型の GP を導入すべきとの意見も根強くありますが、イギリスは GP と専門医が完全に分かれており、プライマリ・ケア（1 次医療）は GP、セカンダリ・ケア（2 次医療）は専門医が担当し、お互いの交流は微妙です。現在、医療費抑制のためにセカンダリ・ケアを GP に下ろそうとしていますが、GP はそのような教育を受けていないために対応できない状況となっています。

　一方、日本は専門医がかかりつけ医として開業するために、病院

15

で行う治療も診療所でできます。このことは、セカンダリ・ケアを低コストで診療所が実施できるために、医療費の抑制になっているとも考えられます。いたずらにイギリスのGPのような仕組みを入れることはむしろ逆効果ではないかとの疑問の声もあります。

イギリスは、理論は立派だが実践が伴っていないとも言われています。これに対して日本は、低い医療費にも関わらず、現場の努力で患者にとって自由で平等なアクセスが保障されており、質の高い医療を提供していると言われています。

イギリスのような急性期の大病院とGPによるプライマリ・ケアと在宅医療の医療提供体制だけではなく、日本にはその隙間を埋める中小病院や有床診療所があります。日本の診療所は専門医がかかりつけ医になるので、有床診療所や中小病院の病床の医療費は非常に安くて貴重な医療資源とも言われています。日本型の医療提供のあり方として、こうした優れた既存の資源があることから、施設か在宅かではなく、むしろ施設も在宅も活用して、超高齢社会を乗り切るべきだと考えられています。

日本では、2025年の目指すべき姿については、やはり現場の状況をよく見ながら少しずつ見直していけばよいのではないかと思います。日本型の医療提供体制を改良していけば、十分、中福祉中負担でも対応できると私には思われます。

このように、日本の医療とイギリスの医療を比較して考えると、日本の医療の進むべき道筋も多少見えてくるのではないでしょうか。そうであるなら、イギリスの医療、特に病院ではどのような改善策が検討されているかを知ることは役立つと思います。その意味で、本書は、イギリスの病院で取り組まれている戦略的な改革を紹介し、日本への示唆を得られるなら幸いと考えます。

2. 視察調査の概要

本書は、2015年11月に実施された「イギリスの医療・福祉と社会的企業の視察と調査」の結果報告を中心として、2012年9月に実施された「英国公共サービス改革最前線視察・調査」の一部から構成されています。

　　　　　　　　　　　　　　序　章　研究の視点と本書の概要

　私は、2017 年 1 月に『イギリスの認知症国家戦略』（同時代社）
を出版しており、それは、イギリスで取り組まれている「認知症国
家戦略の実践」についてまとめた著書でした。本書は、それに続く
ものではありますが、イギリスの病院を中心に記述しています。以
下、視察調査のうち、本書に関する視察先の概要を簡単に述べます。
　第 2 章の「ガイズ＆聖トーマス NHS ファウンデーション・トラ
スト」と第 4 章の「ビクトリア・ロード・ヘルスセンターの実践」、
第 5 章の「サンダーランド市民病院 NHS ファウンデーション・ト
ラスト」、第 6 章の「NHS の現在と未来」は、2015 年 10 月 31 日
〜 11 月 8 日までの 9 日間の日程で実施された「イギリスの医療・
福祉と社会的企業の視察と調査」の結果報告です。社会的企業の調
査内容の報告については、現在本書と同時進行形で準備中であり、
本書はイギリスの医療の部分についてのみ記述しました。
　ガイス＆聖トマス NHS-FT（Guy's and Thomas NHS Founda-
tion Trust）を訪問したのは 11 月 3 日昼過ぎでした。内容は、ペ
イシェント・アンド・パブリックエンゲージメント戦略の議論（Pa-
tient and Public Engagement Strategy Seminar）でした。ここで
は主に、NHS-FT のパブリックエンゲージメント（法律や協定など
による地域に対する義務・責任・役割）について説明を受けました。
内容は、医療の質のクレーム処理など種々の患者・ステークホル
ダー関係などの説明責任についてでした。その夜にニューカッスル
に移動し、11 月 4 日午後は、サンダーランド市民病院 NHS ファウ
ンデーション・トラスト（Sunderland City Hospital NHS-FT）を
訪問しました。NHS ノース・イースト・アカデミィ（NHS North
East Academy）ダイレクターのクライブ・スペンサー（Mr. Clive
Spencer）氏から NHS の説明を受け、トラスト CEO のケン・ブレ
ムナー（Ken Bremner, Chief Executive）氏からサンダーランド市
民病院トラストの説明を受けました。その後直ぐに、サンダーラン
ド市民病院内を視察しました。5 日午後は、GP 診療所ビクトリ
ア・ロード・ヘルスセンター（Dr. Stephenson and Partners The
Health Center）を視察しました。
　そして、第 3 章の「ブロムリー・ヘルスケア・コミュニティ利益
会社の挑戦」は、2012 年 9 月 3 日から 7 日までの日程で実施され

17

た視察・調査（「英国公共サービス改革最前線―オープン・パブリック・サービスとソーシャル・インパクト・ボンドから学ぶ」）の一部です。

　厳しい財政制約下のもとで公共サービスの効率化・費用対効果が求められる中、2010 年 5 月に発足した英国の保守党・自由民主党連立政権も、「ビッグ・ソサイアティ」（大きな社会）や「オープン・パブリック・サービス」（公共サービスの民間開放）というアジェンダを掲げ、地域住民へのコミュニティ資産の売却、公共部門労働者や NPO・社会的企業への公共サービス提供の権限の移譲という大胆な分権化・民間化を推進していました。また、コスト（価格）のみならず社会的価値にも配慮した公契約改革や、ソーシャル・インパクト・ボンド（SIB）という株式に似たインパクト・インベスト手法により、民間の資金・ノウハウを活用した公共サービス改善の取り組みが、刑務所でのパイロット・プロジェクトを皮切りに開始されていました。本視察では、こうした「公共サービス改革最前線」に関係する諸団体を視察し、また、SIB 等の専門家からのレクチャーも受けながら、社会的価値の実現を目指す、新たな公共サービス改革の手法について学びました。その視察調査の 7 日目の午前中に訪問したのが第 3 章のブロムリー・ヘルスケア（Bromley healthcare）です。ブロムリー・ヘルスケアは、NHS 関係者（医師・看護師）が貧困地区の地域住民とともにコミュニティ利益会社（CIC）として立ち上げた社会的企業です。

　この時の視察調査の際に、私だけ単独で、空き時間を利用して、聖トーマス病院を訪問していましたので、2015 年 11 月の訪問は実は 2 回目の訪問でした。

3.　研究の方法と限界

　本書の研究方法は、視察調査から得られた結果と所見、帰国後の文献調査を踏まえて記述しました。そして、医療福祉政策的アプローチによる事例調査法です。したがって本書の構成は体系だったものではなく、あくまで視察調査に基づく事例研究です。

　イギリスの医療というと、大抵は NHS についてのものが多いの

18

ですが、本書はあえてイギリスの病院の医療制度改革を、それぞれ
タイプ別に事例として取り上げています。ロンドンに所在する世界
的に有名な NHS ファウンデーショントラスト病院と、CIC 方式で
運営されている NHS 病院と GP の中間に位置する病院などです。
そして、イングランド北東部に所在する NHS ファウンデーション
トラスト病院と GP センターを取り上げています。NHS ノース・
イースト・リーダーシップ・アカデミィでの研修内容を事例として、
NHS の現在と未来について最後に述べるという構成になっていま
すが、イギリスの医療制度（NHS）改革のまとめ的なものと考え
ていただければ幸いです。

　したがって本書は、イギリスの病院と GP センターの事例を取り
上げて、事例調査法により著述した研究書ですが、イギリスの医療
制度を体系的に述べるなどの作業をしていないため、そのような研
究は別の機会に譲ることを述べておきます。そして本研究は、イギ
リスの病院の事例といっても、ロンドンとサンダーランド市の事例
を取り上げており、それ以外の地域の調査はしていません。この点
は、本研究の限界であり、今後の課題です。

　もしイギリスの医療改革について歴史的体系的に学びたいのであ
れば、堀真奈美（2016）が最良と思います。また、柏木恵（2014）
は、NHS 改革の官民パートナーシップを軸とした医療提供体制の
実態と医療財源への影響および改革の成果と限界を、公平性・生産
性を中心に明らかにすることを課題として著述しています。他にバ
トラー，ジョン／中西範幸訳（1994）、近藤克典（2004）、伊藤善典
（2006）、森臨太郎（2008）、片桐由喜・白瀬由美香（2015）や松田
晋哉（2017）などを参考として挙げることができます。イギリスの
高齢者ケアに関心を持つ方であれば、井上恒男（2016）をおすすめ
します。他にも多くの著書・論文がありますので、それらを参考に
してください。

4.　本書の概要

　「第 1 章　NHS の医療提供体制」は、イギリスの医療提供体制に
ついて述べています。NHS の体制についても若干触れていますが、

病院の開設者や NHS 以外の医療提供者として民間セクターと第三セクター、社会的企業などを上げています。

「第2章　ガイズ&聖トーマス NHS ファウンデーション・トラスト（ロンドン）」は、ペイシェント・アンド・パブリック・エンゲージメントについて述べています。ガイズ&聖トーマス病院の医療機能などについて述べた後、「患者中心の医療体制の構築」、「問題提起と行動」をテーマとしたアクティヴィティについて述べ、「誰の靴か」プロジェクト、「若い探偵」プロジェクトなどの取り組みを紹介しています。

「第3章　ブロムリー・ヘルスケア・コミュニティ利益会社の挑戦（ロンドン）」は、まず社会的企業としてのブロムリー・ヘルスケアについて述べています。次に、ブロムリー・ヘルスケアの組織の概要について述べ、組織のガバナンス、コミュニティ利益会社であること、GPwSI という中間のサービスを誕生させたことなどを説明しています。そして、Right to request やソーシャル・インパクト・ボンドについて述べています。

「第4章　ビクトリア・ロード・ヘルスセンターの実践（サンダーランド）」は、所在するサンダーランド市の特徴について述べた後、NHS クリニックであるビクトリア・ロード・ヘルスセンターの概要を述べています。次に、GP と病院との関係、多職種連携、GP 研修について述べ、センター内のアドミニストレーション部門、診療部門について紹介しています。

「第5章　サンダーランド市民病院 NHS ファウンデーション・トラスト（サンダーランド）」は、最初に、サンダーランド市民病院トラストのビジョンや5つの価値、スタッフや病院の機構などについて述べています。次に、サンダーランド市民病院の施設内を紹介しています。施設の特徴と医療機能の紹介、特に認知症病棟、ストロークユニット、救急部門について述べています。

「第6章　NHS の現在と未来」は、最初に NHS の仕組みについて述べるのですが、クリニカル・セナートや専門サービス、NHS イングランド、ローカル・ヘルスウォッチについて述べます。次に、NHS の構造・従事者について述べます。さらに NHS の未来について述べて、最後は、日本への示唆についてまとめています。

序　章　研究の視点と本書の概要

　本来なら、イギリスの医療制度改革をテーマに述べているのですから、最初に NHS について詳しく述べるべきと思いますが、本書では第 1 章で NHS の医療提供体制について述べ、第 6 章で NHS の現在と未来について述べており、まとめ的な章となっています。

文献

Butler,John.,*Patients, Polices and Politics : Before and After Working Patients,*1992.〔バトラー，ジョン／中西範幸訳『イギリスの医療改革——患者・政策・政治』勁草書房、1994 年〕。

伊藤善典『ブレア政権の医療福祉改革——市場機能の活用と社会的排除への取組み』ミネルヴァ書房、2006 年。

井上恒男『英国における高齢者ケア政策——質の高いケア・サービス確保と費用負担の課題』明石書店、2016 年。

柏木恵『英国の国営医療改革——ブレア＝ブラウン政権の福祉国家再編政策』日本評論社、2014 年。

片桐由喜・白瀬由美香「第 3 章　イギリスにおける医療制度改革」松本勝明編『医療制度改革——ドイツ・フランス・イギリスの比較分析と日本への示唆』旬報社、2015 年、pp.191-264。

小磯明『イギリスの認知症国家戦略』同時代社、2017 年。

近藤克則『「医療費抑制の時代」を超えて——イギリスの医療・福祉改革』医学書院、2004 年。

堀真奈美『政府はどこまで医療に介入すべきか——イギリス医療・介護政策と公私ミックスの展望』ミネルヴァ書房、2016 年。

松田晋哉「第 1 章　イギリスの医療制度」『欧州医療制度改革から何を学ぶか——超高齢社会日本への示唆』勁草書房、2017 年、pp.3-36。

森臨太郎『イギリスの医療は問いかける——「良きバランス」へ向けた戦略』医学書院、2008 年。

第1章 NHS の医療提供体制

　本章ではイギリスの NHS 医療提供体制について述べます。なお、本書でイギリスというとき、特に断りのない限り「イングランド」のことをいうこととします。

1. 医療提供体制

　医療提供については、1948 年に創設された国営の国民保健サービス（National Health Service, NHS）として全住民を対象に疾病予防やリハビリテーションを含めた包括的な医療サービスが、主として税財源により原則無料で提供されています。ただし、外来処方薬については一処方当たり定額負担、歯科治療については 3 種類の定額負担があります。

　NHS 憲章（NHS constitution）には、包括的なサービスをすべての人に提供すること、NHS へのアクセスは無料であり個人の支払い能力ではなく臨床の必要性に応じるものであることなどが明記されています[1]。

　「国民は、救急医療の場合を除き、あらかじめ登録した一般家庭医（General Practitioner, GP）の診療を受けた上で、必要に応じ GP の紹介により病院の専門医を受診する仕組みである。このためプライマリ・ケアと二次・三次医療の機能分化が進んでいる。なお、民間保険や自費によるプライベート医療も行われており、国民医療費の 1 割強を占めている」（厚生労働省 2017：49）。

　「NHS では、合法的に 6 か月以上居住する者は、国籍にかかわらず、GP に登録することができ、救急医療の場合を除き、あらかじめ登録した一般家庭医の診察を受けた上で、必要に応じ、一般家庭医の紹介により病院の専門医を受診し、入院等する仕組みとなって

第1章　NHSの医療提供体制

いる。医療施設は、一般家庭医の開設するGP診療所（GP Surgery）とNHS病院からなり、NHS関係者の団体（NHS Confederation）によると、2017年現在、イングランドには約7,500のGP診療所があり、2015年現在、人口1,000人当たりの病院病床数は2.6となっている」（厚生労働省2017：234）。「2014年現在で約8,000のGP診療所、約2,300のNHS病院」（厚生労働省2016：248）があったので、3年間でGP診療所は約500減少したこととなります[2]。

2. NHSの体制

図1-1は、NHSの体制です。NHSイングランドは、NHSの構造の中で枢軸となる役割を担っています。主な機能は医療の質を向上させること、臨床委託グループ（Clinical commissioning groups, CCGs）の運営を包括的に監督することなどです。

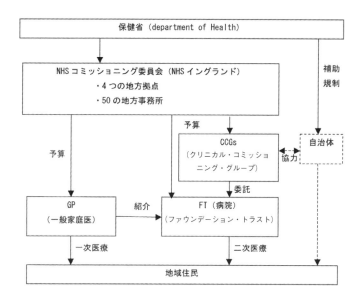

（資料）厚生労働省（2015：265）より作成。
　　　図1-1　NHSの体制（イングランドについて主な組織のみ記載）

23

CCGs は、2012 年 NHS 改革法（The Health and Social Care Act 2012）により創設された GP をメンバーとして構成される地域医療を運営するグループで、これまでプライマリケアトラスト（Primary Care Trust）が担っていました。「CCGs は、1 つのグループで 6 万 8 千人から 90 万人までの地域人口をカバーし、日常的な医療の提供と質の向上について責任を持つ。また、CCGs は NHS イングランドの予算から 60％超の配分を受けて管理しており、組織形態や経営戦略をガイドラインや法令に照らして自由に決定することができる。NHS は、コミッショニングという契約ベースの手法を用いてサービスを確保する」（川原経営総合センター 2017：50）。

　「病院には、NHS トラスト（国立病院が移管した公営企業体）、NHS ファウンデーション・トラスト（Foundation Trust, FT）、民間病院などがある。2004 年にスタートした FT は、NHS Trust とは異なり、議会に対する説明責任はあるものの、より自由な資金調達が可能となり、住民・患者・職員などの代表によって地域の為に病院サービスが運営・提供されることとなる。政府は、メンタルヘルスや救急サービスを提供している機関も含めて、将来的に FT に移行させたいとしている」（川原経営総合センター 2017：50）。

　FT は、非営利の公益法人（not-for-profit, public benefit corporation）であり、NHS の一部として病院、メンタルヘルス、救急車によるサービスの半分以上を提供しています。政府からの直接の指示を受けていないため、自らの戦略やサービス運営方法を決定する自由が大きい。また、患者のためのサービスに投資するために、利益を出したり借入をしたりすることができます[3]。FT もしくはトラストは 1～複数の病院を運営しています[4]。FT には、非 NHS 患者の治療からの収入にキャップが定められています[5]。そして、FT の総収入のうち非 NHS の資源からの収入は 49％までと定められています[6]。

　「2012 年の改革法では、患者が選ぶことができる医療サービス提供者には、NHS の病院のみならず、チャリティ団体などを含む民間の組織も含まれることとされた。既存の NHS の組織であるモニター（Monitor）に、NHS 病院と民間の医療サービス提供機関との競争、NHS サービスの効率性、NHS が払う医療サービスの購入費

用が適正であるかどうかなどの点について監督する役割を与えた」
（川原経営総合センター 2017：50）。

3. 病院の開設者

　NHS では、独立したプロバイダーによる医療提供はごくわずか
でしたが、民間のプロバイダーへの NHS の支出は増大しています。
1990 年代後半には 1％以下でしたが、2006 年に NHS ではないプロ
バイダーに 56 億ポンドを支出、2011 年には 87 億ポンドに上昇し
ています。地域保健サービスに至っては、NHS 支出の 3 分の 1 近
くが非 NHS 提供者となっています。

　「2012 年 4 月より開始された Any qualified provider（AQP）の
スキームによって、患者の医療機関への質とアクセスの向上を目的
に、AQP で認定された医療機関は NHS の対象患者に NHS の価格
でサービスを提供することができるようになった。NHS 患者は、
NHS だけではなく、プライベートセクターの企業、第 3 セクター
団体、社会的企業などの独立系のプロバイダーを利用することがで
きる」（川原経営総合センター 2017：51）。プロバイダー（NHS、
民間セクター、第三セクターまたは社会的企業）は、規定された品
質基準を満たすことによって AQP の資格を得、スキーム内のプロ
バイダーとして登録することができます。コミッショナー（CCGs）
は、AQP に開かれているサービスの範囲について望ましいプロト
コルなどを示します。コミッショナーは価格を設定します。そして
プロバイダーは、コミッショナーとゼロベースの契約を締結し、契
約サービスを提供することを保証しますが、収入は保証されません。
収入は、どれだけ魅力的な活動ができるかにかかっています。プロ
バイダー間の競争は、サービスの質にもとづくものであり、コスト
ではありません。

　なお、プロバイダーは、プライマリ・ケア以外のヘルスケアサー
ビス提供のためにコミッショナーに使用が義務づけられている
"NHS スタンダード契約（NHS Standard Contract）[7]" に同意する
必要があります。

　ちなみに、この AQP の活用度合に関する調査が CCGs に対して

行われましたが[8]、その調査によると、2013 年度、回答があった
183 の CCGs のうち 77 は、いかなるサービスも AQP に対してオー
プンにせず、2013 年度の AQP に対する支出の平均は 318,000 ポン
ドであり、そのうち 100 万ポンドを費やした CCGs は 4 つでした[9]。

4. NHS 以外の医療提供者

民間セクター（private sector）

　待機者問題や医療の質の問題に対処するため、競争を促す積極的
な民間活用の方針が示され、待機的な専門手術や検査を行う民間運
営による NHS 患者のための治療センターが設立されました。最近
では、民間病院は増加傾向にあり、美容整形や産業保健のサービス
なども提供しています。

　「民間病院は 548 あると見積もられ、500 ～ 600 の民間 GP がおり、
NHS では提供されないサービスや、待ち時間が長いサービス（肥
満手術、不妊治療など）を提供しており、通常は救急や外傷セン
ター、集中治療などは行っていない。民間事業者は料金設定などの
規制を受けないため、公的な補助金もない」[10]（川原経営総合セン
ター 2017：51）。

第三セクター（The third sector）

　「第三セクターとは、公的と私的セクターの間に位置し医療サー
ビスを提供している、小規模地域コミュニティ、NPO や慈善団体
などを指す。第三セクターは主に入院患者や外来の精神科サービス、
性と生殖に関するサービス、薬物中毒リハビリテーション、緩和ケ
ア等を提供している。約 3 万 5 千の組織があり、トータルで年間
120 億ポンド（うち 36％が医療、62％がソーシャルケア）の財源拠
出がされている」（イギリス医療保障制度に関する研究会編 2016）。

社会的企業（Social enterprise）

　「社会的企業は、ビジネスとして運営されているが、利益がコミ
ュニティもしくはサービスの開発に再投資される団体を指す。6 万
8 千の団体があり、80 万人を雇用している。約 6 千の団体は NHS

第 1 章　NHS の医療提供体制

の医療とソーシャルケアを提供している。政府は、医療サービス遂行の選択の機会と質の向上のため、2008 年に NHS とソーシャルケアスタッフに対しスタッフ主導の社会的企業の設立を促すため'right to request（R2R）' スキームを立ち上げた。その結果、22,000人の NHS スタッフが働く、少なくとも 38 の新しい社会的企業が生まれた。その成功を受けて 2011 年には right to provide'R2P' スキームが開始され、全ての医療とソーシャルケアのスタッフに適応された。2012 年には 25,000 人のスタッフからなる 57 の社会的企業が NHS からスピンアウトして設立された」（イギリス医療保障制度に関する研究会編 2016）。

　社会的企業による NHS 病院の運営[11] をみると、2011 年、民間による初の NHS 総合病院の運営が開始されました。Circle 社がイギリスではじめて、Hinchingbrooke 病院（2017 年現在：304 床）の経営を競争入札によって引き継ぐことになりました。同病院は、9 千万ポンドの年間収益に対し、4 千万ポンドの負債がありましたが、これも Circle 社が引き継ぎました（しかしながら、のちに同社は 2015 年に撤退を表明し[12]、2017 年、同病院は他のトラストと合併し、The North West Anglia NHS Foundation Trust となった）。「Circle 社は、2004 年に設立され、バース市などでプライベートの病院、リハビリテーションセンターを運営している。同社に勤める医師や看護師が、同社の株を 49.9％保有している」（川原経営総合センター 2017：52）。

独立系契約者（Independent contractors）
　「GP、歯科医、検眼眼鏡士、薬剤師の大半は独立系の契約者である。NHS に直接雇用されているわけではないが、NHS を通じて支払を行う患者に対するサービス提供に対しての契約を NHS と結んでいる。また独立系の契約者は NHS 以外のプライベートな診療を行うことができる」（川原経営総合センター 2017：52）。

注

1）NHS constitution for England-GOV.UK.（https://assets.publishing.service. gov.uk/government/uploads/system/uploads/attachment_data/ file/480482/NHS_Constitution_WEB.pdf）.

2）イギリスの病院数についての公式の統計はなく、NHS の医療サービスの質を監視する国の外郭団体である Care Quality Commission（CQC）のホームページ（http://www.cqc.org.uk/）で検索した結果では、2017 年 3 月現在、3,183 病院となっています（健康保険組合連合会 2012）。厚生労働省発表との齟齬が大きいことがわかります。

3）NHS foundation trust directry-GOV.UK.（https://www.gov.uk/government/publications/nhs-foundation-trust-directory/nhs-foundation-trust-directory.）.

4）例えば、チェルシー・アンド・ウェストミンスター病院（Chelsea and Westminster Hospital）は、主要な 2 病院により構成されます。2015 年度の年間収益は 523.9 百万ポンド、常勤職員 4,940 人でした。Chelsea and Westminster Hospital"Annual Report and Accounts（2015-16）".（http:// www.chelwest.nhs.uk/about-us/links/CW-Annual-Report-2015-16.pdf.）.

5）Section 43（2e）of the NHS Act 2006.-Legislation.gov.uk.（https://www. legislation.gov.uk/ukpga/2006/41/section/43.）.

6）非 NHS 収入の例としては、ケンブリッジ大学病院 NHS ファウンデーションントラスト（Cambridge University Hospitals NHS Foundation Trust）による患者家族のためのホテルケータリング事業のジョイントベンチャーなどがあります（University of Birmingham, 2015."Non-NHS income: another example of privatization or a financial lifeline? "）（https://www.birmingham.ac.uk/schools/social-policy/departments/health-services-management-centre/news/viewpoint/2015/06/privatisation-or-financial-lifeline.aspx?ContensisTextOnly=true）.

7）2017-19 NHS Standard Contract: updated March 2018 を参照。（https:// www.england.nhs.uk/nhs-standard-contract/2017-19-update-march/）.

8）King's Fund, 2015."Is the NHS being privatised?"（https://www.kingsfund.org.uk/projects/verdict/nhs-being-privatised）.

9）HSJ,2014, "Exclusive: CCG interest in 'any qualified provider'scheme dwindles".（https://www.hsj.co.uk/commissioning/exclusive-ccg-interest-in-any-qualified-provider-scheme-dwindles/5074585.article）.

10）Elias Nossialos and Martin Wenzl, London School of Economics and political Science"2015 International Profiles JANUAER 2016 of Health Care Systems".（http://www.commonwealthfund.org/~/media/files/publications/fund-report/2016/jan/1857_mossialos_intl_profiles_2015_v7.pdf）.

11）BBC"Social enterprise's plans for NHS hospital".（http://www.bbc.com/ news/health-13446084）.

12）BBC"Hinchingbrooke Hospital: Circle to withdraw from contract".（http://www.bbc.com/news/uk-england-cambridgeshire-30740956）.

第 1 章　NHS の医療提供体制

文献

イギリス医療保障制度に関する研究会編「イギリス医療保険制度に関する調査
　研究報告書【2015 年版】」一般財団法人医療経済研究・社会保険福祉協会
　医療経済研究機構、2016 年 3 月。

株式会社川原経営総合センター『海外における医療法人の実態に関する調査研
　究 報告書』厚生労働省医政局委託・平成 28 年度医療施設経営安定化推進
　事業、2017 年 3 月。

健康保険組合連合会「NHS 改革と医療提供体制に関する調査研究報告書」2012
　年 3 月。

厚生労働省「2015 年海外情勢報告」（http://www.mhlw.go.jp/wp/hakusyo/kai-
　gai/16/dl/t3-08.pdf）.

厚生労働省「2016 年海外情勢報告」（http://www.mhlw.go.jp/wp/hakusyo/kai-
　gai/17/dl/t3-08.pdf）.

厚生労働省「2017 年海外情勢報告」（http://www.mhlw.go.jp/wp/hakusyo/kai-
　gai/18/dl/t3-08.pdf）.

第2章 ガイズ&聖トーマスNHSファウンデーション・トラスト（ロンドン）
— Guy's and St. Thomas' NHS-FT：Patient and Public Engagement Strategy

1. ガイズ&聖トーマス病院

聖トーマス病院（St Thomas' hospital）（写真2-1）は、テムズ川（River Thames）を挟んで国会議事堂（ビッグベン）の対岸にある病院です（写真2-2）。フローレンス・ナイチンゲール（Florence Nightingale）（写真2-3）が、1860年に世界で初めて看護学校を設立した病院としても有名です[1]（写真2-4）。

ガイズ病院（Guy's Hospital）はロンドン・ブリッジを渡ったところにあります。1719年、最初の篤志病院としてウェストミンスター病院（Westminster Hospital）が開設され、18世紀から19世紀にかけて今日につながる篤志病院がぞくぞく建設されました。新しい病院の中でとくに有名になったのは、1721年に建設されたロンドンのガイ病院です（C.E.Handler（ed.）.1976）。この病院は聖トーマス病院の姉妹病院として、聖トーマス病院で見放された患者を引き受けることを目的として設立されました（多田羅浩三 2017：18）。

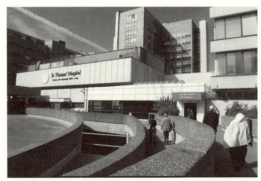

写真2-1　聖トーマス病院の正面玄関

第2章 ガイズ&聖トーマスNHSファウンデーション・トラスト(ロンドン)

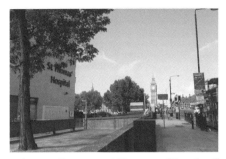

写真2-2 聖トーマス病院・テムズ川・ビッグベン

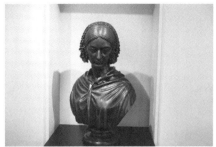

写真2-3 フローレンス・ナイチンゲール

患者と一般市民の参画を戦略に取り込む

2015年11月、ガイズ&聖トーマスNHSファウンデーション・トラスト（Guy's and St Thomas' NHS Foundation Trust, GSTT）における、「Patient and Public Engagement Strategy」について、学ぶ機会

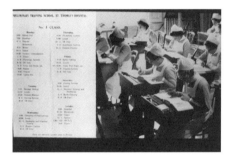

写真2-4 当時の看護学校の様子

を得ました。パブリック・エンゲージメント（public engagement）は英国から広がってきた概念で「公衆関与」「公共的関与」「国民関与」などと訳されています。"engagement"は「関与」の他に「参与」や「参加」と訳されることもあります。"public engagement"について特に定着した訳語はなく、上で挙げた日本語訳についても原語本来の意味を十分に表しているとは言い切れないため、本稿では"public engagement"を、「一般市民の参画」「市民の声」と表現することとします。

したがって本稿では、Patient and Public Engagement Strategyを「患者と市民の声を取り込む戦略」と解釈し、積極的な病院経営の改善の取り組みの一つとして紹介します。

トラスト・ペイシェント・アンド・パブリック・エンゲージメント・マネジャー（Trust Patient and Public Engagement Manager）

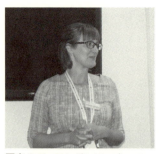

写真2-5 アンドレア・カーニー
（Ms. Andrea Carney）さん

のアンドレア・カーニー（Ms. Andrea Carney）さん（写真2-5）とペイシェント・アンド・パブリック・エンゲージメント・スペシャリスト（Patient and Public Engagement Specialist）のジェイミー・ケディー（Dr. Jamie Keddie）さんから説明を受けました。2人は「ペイシェント・アンド・パブリック・エンゲージメント・ストラテジー」のセクションを担当しています。セクションは、ガイズ＆聖トーマスNHSファウンデーション・トラストの一部です。

年間患者数

　ガイズ＆聖トーマス病院は、急性期医療とコミュニティサービスを提供してします。2014年4月から2015年3月までの1年間で、200万人以上の患者が病院を利用しています。外来患者数は107万2,000人、デイサージェリー（day surgery, 日帰り手術）件数は8万8,000件です。ランベスとサザーク（Lambeth and Southwark）地区におけるコミュニティサービス提供は85万9,000件です。19万2,000人が救急部門を利用し、マタニティユニットでは6,865人の赤ちゃんをとりあげています。救急部門では95.3％の患者が4時間以内に治療もしくは診断を受けることができ、年間8％の需要増が見込まれています。GPからの紹介にはほぼ2週間以内に対応しており、例えば肺がんの場合では診断から入院まで2週間以内となっています。ただし、これはあくまでも目標値であって実際はわからないところもあります。

ガイズ＆聖トーマス病院の医療機能

　コミュニティサービスは病院内と在宅部門の両方のケアを27地区に提供しています。ケアの内容は、子どもと家族へのケア、大人の健康に関するケアです。大人の健康に早期介入するのは通院を防ぐためです。リハビリテーションとセラピーも提供しています。

第 2 章　ガイズ&聖トーマス NHS ファウンデーション・トラスト（ロンドン）

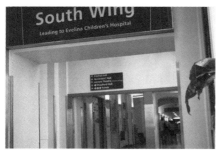
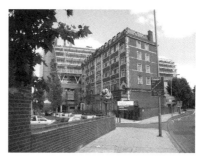

写真 2-6　Evelina Children's Hospital への通路　　写真 2-7　エヴェリーナ・ロンドン小児病院（From Wikipedia）

　病院の建物は聖トーマス病院とガイズ病院の 2 つに大きく分かれています。聖トーマス病院は一般救急部門と併せて救命救急センター（accident and emergency department, A&E department）、子どもと大人の部門（children services and Adult services）があります。さらに子ども向けサービスは、国内最大の集中治療室と新生児ユニット、専門外科センター、ヨーロッパ最大の神経学センターがあるエヴェリーナ・ロンドン小児病院（Evelina London Children's Hospital）があります（写真 2-6、2-7）（表 2-1）。この病院は、ロンドンの専門 NHS 病院ですが、行政上、ガイズ&聖トーマス NHS ファウンデーション・トラストの一部です。

　「エヴェリーナ・ロンドン小児病院（Evelina London Children's Hospital）は、2005 年 10 月、ロンドンで二つめの小児病院として、テームズ河を臨むセント・トーマス病院の隣地に開院した。ロンドン南部およびイングランド南東部の小児医療拠点病院として、21 世紀に向けて開設されたこの病院は、19 世紀後半、妻子を喪ったユダヤ系大富豪ロスチャイルドが創設し、後にガイ病院に編入されたエヴェリーナ小児病院（Evelina Hospital for Sick Children）が再生したもの」（柳澤波香 2014）です。

　成人向けサービスには、女性向けサービス、循環器、救命救急、眼科、一般外科、形成外科、老人介護があります。

　ガイズ病院には整形外科、がんセンター（2016 年オープン）、腎臓内科・泌尿器科、軽傷ユニット／緊急ケアセンター、生物医学研究センター、3 つの医学研究評議会センターがあります。そして国

内でも有数の歯科部門を持っています。

　ガイズ＆聖トーマス病院には救急部門もあることで、サザークの
地域だけでなく、国中から救急患者が運ばれてきます。また専門部
門が充実していることでもガイズ＆聖トーマス病院は大変有名です。

表 2-1　ガイズ＆聖トーマス病院の医療機能

St Thomas' Hospital and Evelina Children's Hospital 聖トーマス病院とエヴェリーナ小児病院	
Major emergency and specialist hospital, with A&E department 救命救急センター併設の一般救急と専門病院	
Children services **子ども向けのサービス**	**Adult services** **成人向けのサービス**
・One of the largest Intensive Care Units 　最大の集中治療室の一つ ・One of largest neonatal Units 　最大の新生児ユニットの一つ ・Specialist surgical centre 　専門外科センター ・The largest neurology service in Europe 　ヨーロッパ最大の神経学サービス	・Women's Services 　女性向けサービス ・Cardiovascular 　循環器 ・Critical care 　救命救急 ・Ophthalmology 　眼科 ・General surgery 　一般外科 ・Plastic surgery 　形成外科 ・Elderly care 　老人介護

Guy's Hospital and new Cancer Centre（opening Autumn 2016）
ガイ病院と新しいがんセンター（2016 年秋にオープン）

・Orthopaedics 整形外科
・Cancer Centre（open 2016）がんセンター（2016 年オープン）
・Large dental outpatients（teaching focus）大規模な歯科外来（教育にフォーカス）
・Renal inpatients 腎入院患者
・Urology 泌尿器科
・Minor injuries unit ／ urgent care centre 軽傷ユニット／緊急ケアセンター
・Biomedical Research Centre 生物医学研究センター
・3 × Medical Research Council centres 3 つの医学研究評議会センター

（資料）Guy's and Thomas' NHS Foundation Trust, *Patient and Public Engagement Strategy*：*patient and public involvement at GSTT*, 3 November 2015. より作成。

2. 患者中心の医療体制の構築

患者中心の医療体制をつくる戦略の一つとして、Patient and Public Engagement について述べます（表2-2）。

ブリストル調査

患者中心の医療体制が始まったのはブリストル調査（Learning from Bristol, 2001 ; 2002）が行われた時からです。ブリストル調査とは、29人の子どもたちが手術後に亡くなった事件を受けて行なった調査で報告書がまとめられました。1995年までの数年間に、イギリス・ブリストル王立小児病院（Bristol Royal Infirmary, BRI）[2]において、53人の小児が複雑心奇形のため心臓手術を受け29人が死亡しました。これは他施設に比べても多い数でした。この過剰死亡の問題は、院内麻酔科医の内部告発にはじまり、やがてイギリスの社会問題へと発展しました。その後、その病院で心臓手術を受け死亡した子どもたちの家族が、医師と病院を相手に医療訴訟を起こしました。医師の登録監査機関であるジェネラル・メディカル・カウンシル（General Medical Council, GMC）は、1人の心臓外科医を医師免許停止、もう1人の心臓外科医を一定期間心臓外科手術に携われないように処分を下しました。しかしながら遺族は、さらに詳しい調査を求めました。

英国政府は特別調査委員会を設置し、詳細な疫学研究と詳細な面接、カルテを含む90万ページに及ぶ記録の調査、7回に及ぶ公聴会が開かれ、原因の究明と将来への対策が練られました。これらの調査からは、個人ではなくシステムに問題があるという点が強調され、公聴会を通して、①制度や病院運営に患者・一般市民の参画、②危険な診療と問題から学ぶ姿勢の制度化、③国レベルでの標準診療の提示、④診療成績の透明化・外部からの評価、など198に及ぶ推奨（recommendation）が提示されました。

調査後に、患者の手当の際に見つかった臨床上の間違いや改善点がまとめられました。多くの改革が成されたことで、現在ブリストル王立小児病院の死亡率は国の水準にまで落ち着いています[3]。多くの一般市民の声が病院に届いたので、その声をNHSの運営に反

表 2-2　Patient and Public Engagement Policy：a timeline
（患者と一般市民の参画政策：年表）

Pre-1999	1974-2003 Community Health Council（25 years） Learning from Bristol （1974-2003 コミュニティ・ヘルス・カウンシル（25 年間） ブリストル調査）
2001-2003	Section11'Duty to involve', PALS, ICAS, OSC, PPI Forums （セクション 11「関与する義務」,PALS, ICAS, OSC, PPI Forums）
2007	Local Gov & Public Involvement in Health（inc, Local Involvement Networks）； （健康に対する地方政府と公共の関与（ローカル・インヴォ ルブメント・ネットワークス））
2008	Section242, HHS Act 2006'Duty to involve', strengthened & High Quality Care for All & GSTT PPI Strategy （セクション 242、NHS 法 2006「関与する義務」、すべてに おいて、そして GSTT 注 1) PPI 注 2) 戦略に対する強化さ れた高品質のケア）
2009	NHS Constitution, Operating Framework 2009, CQUIN & Quality Accounts & GSTT'Showing we care' （NHS 憲章、オペレーティング 2009、シークイーン・アンド・ クオリティ・アカウンツ・アンド・GSTT「ショーウイング・ ウイ・ケア」）
2012	Health & Social Care Act 2012; Freiends & Family Test; Healthwatch; commissioner duty strengthened （ヘルス・アンド・ソーシャルケア法 2012；友達と家族のテ スト；ヘルスウォッチ；強化されたコミッショナーの義務）
2013	Francis Inquiry / Mid Staffordshire Report; Keogh & Berwick reports （フランシス調査 / ミッド・スタッフォードシャー・レポート； キーオ & バーウィック・レポート）
2014...to date	・Trust Objectives & 5 Yr Strategic Plan 　（信頼目標＆ 5 年戦略計画） ・Patient & Public Engagement Strategy 2014-17 　（患者と一般市民の参画戦略 2014-17）

注 1) GSTT：Guy's and St Thomas Hospital NHS Foundation.
注 2) PPI：Patient and Public Involvement.
（資料）Guy's and Thomas' NHS Foundation Trust, *Patient and Public Engagement Strategy：patient and public involvement at GSTT,* 3 November 2015.

映する考えが初めて取られました。法的規律にこういった意見を取
り込むために、ある部門を設立しました。それはコミュニティ・ヘ
ルス・カウンシル（Community Health Councils, CHC）と言われ
ています。その機関によって、一般市民からの声を NHS に取り入

れることが可能になりました。

患者と一般市民の声を NHS に反映させる政策

　そういった背景を受けて 2001 年に法律で色々な規律を決めるときには、市民の声を反映させなければならないことが決められました。地方の政治家が集まり、市民の声を生かす団体が作られました。また、患者と地域の人たちの声を反映させる目的でフォーラムも設けられました。2003 年から今日に至るまで、こういった公共の声を NHS の運営やサービスに反映させようという動きは日増しに強くなっています。

フランシス調査

　特に大きな契機となったのは、フランシス調査／ミッド・スタッフォードシャー・レポート（Francis Inquiry / Mid Staffordshire Report）[4] で、スタッフォードシャー[5] で起きた色々な病院の間違いをまとめたものです。ブリストル調査から徐々に一般市民の声がサービスに活かされていると思っていた矢先のことでした。スタッフォードシャーの病院でも患者の死亡数がかなり高いということで、ロバート・フランシスというクイーンズ・カウンシル（Queen's Counsel）の勅選弁護士[6] が白書をまとめました。そこからわかったことは、過去に起きた色々な間違いがまったく生かされていないということでした。同じ間違いが繰り返されており、患者に対するサービスのクオリティがあまり高まっていないことが発覚して、皆が大変驚きました。

　ブリストルでの調査は子供が対象でしたが、スタッフォードシャーでは高齢者に対するケアがかなりの範囲にわたって満足できるものではなかったことが、大きな違いでした。簡単なケアから医学的に高度な医療の問題も含めて、到底満足できない結果が露呈しました。

　ヘルスケアコミッション（当時。現在は CQC に統廃合）の報告では、スタッフォードシャーの病院で 2005 年 1 月から 2009 年 3 月にかけて、高齢者を中心に不適切な看護により 400 人から 1,200 人以上が死亡したと推測されています。問題発覚後、住民、患者家族

の訴えもあり、2008年4月より調査が始まりました。2009年には、弁護士ロバート・フランシス率いる独立査問委員会により調査が行われ、2010年2月に第一次報告（全2巻）（Francis QC, Robert., 2010)、3年後の2013年2月には最終報告（全3巻）（Francis QC, Robert.,2013）がまとめられました。これらの報告書は、通称「フランシス・レポート」と呼ばれています。

キーオ＆バーウィック・レポート

　フランシス・レポートを基に、いくつかのレポートがまとめられました。そのうちの1つにキーオ ＆ バーウィック・レポート（Keogh & Berwick reports）があります。その中では、NHSは患者の声と介護者の声をかなり重要な財産と受け止めなければならないと述べています。そしてそういった声をすべてのレベルの健康とケアに活かしていくべきだと定義づけし、「患者と介護者、一般市民の声を活かし、その声がNHSの運営に関わる大事なパートナーだと認識する。さらにそれを運営の核にしていくことが必要だ」とまとめました。その後、それらの声をNHSの活動に活かしていくにはコミュニケーションをどうはかるかという問題が出てきました。ファウンデーション・トラストには1万人のメンバーがいて、そこから選ばれた数名がガバナンスの地位についています。その人たちの意見も運営には大切ですが、センターを利用している患者と家族、介護者の声が特に大切ということができます。

　患者と家族、介護者とその周りの人たちも含めて、図2-1のひとつひとつの円は、すでにNHSの利害関係者となっています。例えば、そのうちの1つにローカル・ヘルスウォッチ（Local Healthwatch）と呼ばれているグループがあります。そのグループはその地域の監査役で、問題がないかどうかチェックする機構で地域に属しています。

市民の声をどのように取り入れて行くか（Involvement continuum）

　市民の声をどのように取り入れていくかという戦略は、2014年の7月に作られました。図2-2は、その枠組みを示しています。インボルブメント・コンティニュアム（Involvement continuum）と

第 2 章　ガイズ＆聖トーマス NHS ファウンデーション・トラスト（ロンドン）

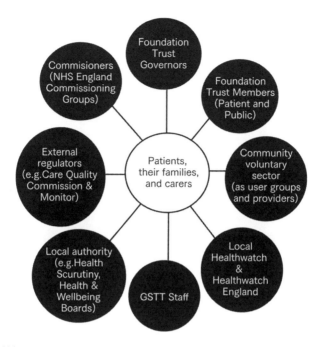

（資料）Guy's and Thomas' NHS Foundation Trust, *Patient and Public Engagement Strategy：patient and public involvement at GSTT,* 3 November 2015.
　　　図 2-1　Patient and public stakeholders

は、患者にどういったケアを提供すればいいかを決める際に、患者や家族の意見をどこまで取り込むか、そのレベル分けのシステムです。

　インフォーム（Inform）は最初の部門でどういったケアが可能かというインフォメーションを伝える部分です。その次に来るのがコンサルト（Consult）です。たとえばサービス内容を大きく変えるときに、意見を取り込むときに、どうしてそうするか、そうするとどうなるかという、コンサルタントの部分です。

　次のインボルブ（Involve）とコ・デザイン（Co-design）は 2 つに分けていますが、かなり密接なつながりがあるので、大変重要な部分です。たとえばインボルブがどういったものを含むかというと、サービスに関する色々な意見を聞くということです。たとえば、サービスを変化させるけれども、それに対する今までの経験はどう

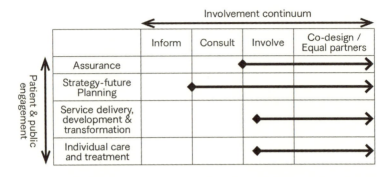

（資料）Guy's and Thomas' NHS Foundation Trust, *Patient and Public Engagement Strategy : patient and public involvement at GSTT,* 3 November 2015.
図2-2　Our Patient and public Engagement Strategy 2014-17: the framework

だったかというモニタリング、またビルを新しく建替えようと思っているけれども、それをどのようにすればいいと思いますか、という意見を新たに聞くことを含みます。

　つまり、「こんなものがあります」という前に、「どんなふうにしたいですか」と希望を聞くことが大切だと考えていますから、そのプランニングの前の色々なアイディア、希望を聞いて、その上で「こんなことはどうでしょうか」とコンサルトにつなげていきます。ですから、インボルブのほうは、意見を聞く前に必要だと考えられます。

　コ・デザインのほうはどういうことかというと、たとえば1つのプロジェクトがあって、そのプロジェクトの長い道のりの中で何段階かの鍵となるポイントがあります。そのポイントポイントで色々話し合いを持ったり、グループのディスカッションを行なったりします。ですからこの2つには密接なつながりがあり、似ているけれども違う部分があるわけです。

患者と市民の参画（Patient & public engagement）

　患者とパブリック・エンゲージメント（Patient & public engagement）のエリアを4つにわけています（図 2-2）[7]。個々のケアと治療に関するもの（Individual care and treatment）、サービスを実際に提供するその流れの開発に関するもの、たとえば大きなサービスが変化するような場合、そういったものをどのように調達すればいいかというものです（Service delivery, development & transformation）。

　残りの2つはもう少し長期的なプラン（Strategy-future Planning）、またフィードバックも生かした、実際にどのようなサービスがあったかという保証（Assurance）の部門があります。その中で一番大事なものはやはり、そのサービスを調達する、その時の意見を聞くということです。私たちが将来の目標にしている一番大切なことは、やはり市民の意見を取り入れて、それをフィードバックして、サービスを向上させることです。つまり患者と家族の意見がNHSを動かす原動力になるということ、それが将来の基本的な目標のための戦略です。患者と家族、介護人、そして地域の人々の意見を、フィードバックなどで活かしていきます。

　患者の体験を最良のものにするために、目安となる22の目的があります。たとえば患者の意見を運営にどのように活かしていくかでいえば、スタッフの雇用を考える場合に、患者の意見を取り入れることも含まれます。こども病院の部門では、患者だけでなく両親、介護にあたっている人たち、そういった人たちの意見を取り入れてスタッフの雇用に活かすようにしています。それは、たとえば掃除の人だったりすることもありますし、マネジメントに及ぶ場合もあります。

3.　問題提起と行動

14部署で175のアクティヴィティを認識

　ファウンデーショントラストには3万人以上のスタッフがいます。その中の1万人のメンバーには、一般の人たちだけも含まれます。パブリック・エンゲージメントで、あまり機能しておらず向上させたいと考えているのは、「どのように意見を取り入れるか」ということです。ただ単に出てきた意見を受け身で聞くのではなく、能動

的にこちらから意見を出させるのが重要とアンドレア・カーニーさんは考えています。2015年の5月に、あるアンケートを行ったところ5％しか回答がなく、予想よりも少ない残念な回答率でした。しかし、そうした取り組みからも意見を取り入れて、次の機会に生かしていこうと考えています。

　もう一つは、スタッフが患者や介護者、家族とコミュニケーションがよくとれるように、スタッフのサポートを行うことです。これは、忙しい毎日の中で、普段、診察室の中でしか行われないコミュニケーションを外へ引きだす可能性も秘めています。難しいことですが、やはり開発が期待されている分野です。たとえば婦長のような位置にいる人、また医療者が患者のグループと直接ディスカションすることはこれまであまりありませんでした。そういった話し合いを持てるハブを設置して、スタッフをサポートすることによって、スタッフを教育し、一般の人たちがどのような意見を持っているかを聞いたり、またそれを看護に活かしたり出来るという新しい面を持っています。

　これまでに、「フィードバックがみなさんのサービスにどのように活かされているのか」という利用者のためのインフォメーションを目的としたフィルムも作りました。同様に、2本目のフィルムは2015年12月に作成が企画されました。ハリウッド映画のように素晴らしいものではないけれども、カーニーさんの同僚のルイズさんが3か月くらい担当になり、どのようなものがどれくらい大事かということが見てわかるように企画されています。パブリック・エンゲージメントが、このオーガナイゼーションのために、どのように活かされているかが分かるように、ファウンデーションの14の部署すべてで調査が行われました。この調査でわかったことは14部署にわたる、子供の部門、大人の部門、また病院部門も地域サービスの部門もすべてを含めると、175のアクティヴィティが認識されたことで

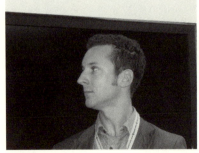

写真2-8　Dr. ジェイミー・ケディ（Dr. Jamie keddie）

第2章　ガイズ&聖トーマスNHSファウンデーション・トラスト（ロンドン）

した。それには大きなものもあれば小さなものもあります。たとえばフィードバックをレポートに活かすようなものも含まれます。このようにアンドレア・カーニーさんは述べて、次のDr.ジェイミー・ケディ（写真2-8）と交代しました。

ミステリーショッパーとセーフ・イン・アワ・ハンズ

　Dr.ケディからは、患者と市民の参画を実際どのように活かしていくかの話がありました。団体にはたくさんのレベルがあることがわかりました。最初は、患者や一般の人たちからのフィードバックを常に受け止めるということです。アンケートを取り、色々なサービスの内容や結果に対する感想を集めるようにしています。これで、サービスの改善点が明らかになります。こういったデータを集めるときには、色々な方法が取られています。郵便で紙のアンケートを取る場合もあれば、ｉパッドのような電子機器を院内に廻してアンケートを取る場合もあります。またそれ以外にクレイム（claim）の処理があります。患者さんや介護人、家族から出てきたクレイムを各部署から集めて、それをフィードバックして利用します。イングランドの病院には必ず患者と病院とのリエゾンの部門がありますが、そちらのほうに患者さんが抱える悩みや希望が届く場合があるので、それもフィードバックして利用します。

　次に紹介したのはこのファウンデーショントラストのかなりユニークなもので、ミステリーショッパー（mystery shopper, 顧客視点による調査手法の一つ。覆面調査もほぼ同義語）と言われるものです。トレーニングを受けた患者役の人が来院、もしくは在宅の場合もありますが、患者のふりをしてその反応を見て調査するという制度です。「コール・クオリティ・アセッサー（評価者）」という係もいますが、これは患者、もしくは家族などに電話をして、色々な意見を聞くサービスです。

　こういったものを置く理由は、患者さんが最初に出会う人から得るインフォメーションが大事と考えているからです。顔と顔を突き合わせての面談かもしれませんし、電話の場合もあるからです。新しいサービスを取り入れたり、従来のサービスに大きな変化が認められるとき、色々意見を取り入れます。たとえば聖トーマス病院で

43

は救急医療の受け入れ部門を新しく作り直しているところですし、ガイズ病院ではがん専門病棟を作っています。

　3つ目もやはり法的な様々な義務をクリアしているかどうか、そういったレベルを保つためのフィードバックです。たとえば何人かの患者さんにトレーニングを施して、院内の監査をしてもらっています。たとえば病棟がどれくらい綺麗か、どれくらい物事は進んでいるかなどを、トレーニングを受けた患者さんが査定をします。セーフ・イン・アワ・ハンズ（Safe in Our Hands）というプログラムがあり、病棟の中がどれくらい臨床に適した場所であるかというチェックが行われています。メンバーの中から選ばれてガバナーの座に就いた人たちの中からワーキンググループを作り、コミュニケーションを図るための部門につきます。

フレンド・アンド・ファミリー・テスト

　フレンド・アンド・ファミリー・テスト（Friends and Family Test）の一例の紹介です。この病院を訪れた人すべてに「ここでのサービスをあなたの家族やお友達に勧めますか」と聞くものです。表2-3は入院患者の例です。これだけでなく外来や救急部門に訪れた人たちにも同じ調査を行ないました。各月の数字が出ていますが、95%強という数字は、「ここでのサービスを友達や家族に勧めます」という人たちの数字です。それが高いことと合わせて、この返事を

表2-3　Patient and public engagement in practice
　　　: Friends and Family Test- inpatients （入院）

Month	Patients who would recommend （推奨する）	Patients who would not recommend （推奨しない）	Number of responses （返答数）
Sep-15	95.2%	1.8%	2,704
Aug-15	95.6%	1.8%	2,582
Jul-15	95.2%	1.8%	3,054
Jun-15	95.4%	1.9%	3,071
May-15	95.9%	1.7%	2,924
Apr-15	95.4%	1.6%	2,830

（資料）Guy's and Thomas' NHS Foundation Trust, *Patient and Public Engagement Strategy*: *patient and public involvement at GSTT*, 3 November 2015.

出した人たちの数（Number of responses）もずいぶん多いことが確認できます。こういった数字は一般に公開されています。ですから、患者さんや一般の人たちが、この病院がどれだけすばらしい病院か、または自分が行くときに選びたい病院なのかを、客観的に見ることが出来るようになっています。

これは入院患者の例ですが、実際にアンケートは部署ごと、そしてまた1週間ごとに行っています。部署ごとに評価が出るため、ファウンデーショントラストとして、どの部門を強化すべきかがわかります。そうしたらどこに何を設置すればいいかということがわかるわけです。そしてこういった結果から、病院に来た時の第一印象が患者にとってもしくは介護者にとって、かなり重要だということもわかりましたし、また夜間のケアが求められることにも気付きました。

アクティング・オン・ファインディング

表2-4の左側がわかった問題点で、右側はその対策です。たとえば、産婦人科にいる女性たちからの「ちょっと部屋が寒い。隙間風

表2-4　Patient and public engagement in practice
　　　　：Acting on findings（発見して行動）

Issue raised 問題提起	Action taken 取られた行動
歯科サービス：診療の遅れを患者に知らせることで問題スコアを改善しましたが、チームはさらに改善したいと考えています。	待ち時間を表示するホワイトボードに加えて、急性歯科診療部のスタッフは、患者に情報を伝えるための新しいプロトコルを試みています。
循環器：フレンズ・アンド・ファミリー・テストの質問に否定的または中立的な反応を示した患者は、その理由は待ち時間の長さに起因しています。	サービスマネジャーは、待ち時間を短縮するために、予約患者の数をレビューしています。すべてのスタッフは、患者に遅れの理由を知らせ、謝罪することの重要性を忘れずに実施します。
マタニティサービス：女性たちは、窓の近くでは、寒さや隙間風を感じるし、またある時には暑く感じると言いました。	病棟にサーモスタットが設置されているため、温度をより詳細に監視するようにしました。

注1）筆者が翻訳。英語表記は省略。
（資料）Guy's and Thomas' NHS Foundation Trust, *Patient and Public Engagement Strategy: patient and public involvement at GSTT*, 3 November 2015.

が入る」というクレイムについては各部屋に温度調節器をとりつけて、改善を図りました。歯科に限らずよくあるのは「待ち時間が長い」「いったいいつまで待てばいいのか」というクレイムです。それに対しては、色々なディスプレイを工夫して、「どれくらい待つのか」について様々なインフォメーションを出すことによって、不満を改善しようという試みが行われました。待ち時間を表示することは大がかりなことではありません。簡単に改善できることです。往々にして NHS の病院の中では、このような小さなことが大きな不満として募る場合もあるという、そういった例でもあります。

テクノロジーを患者のケアに活かす

　集中治療室には数々の新しい機能があり、その一つにテレメディスンという制度があります。モニタリング機能のテクノロジーが発達したために、コンサルタントの立場にいる人がその場にいることなく、患者の容体を知ることが出来るシステムです。イギリスではそれほど珍しいことではないのですが、ヨーロッパでは珍しい例の一つです。患者の意見を聞くことによって、どのようなテクノロジーを取り込むことで効果的かがわかる一例です。テクノロジーが発達することで、患者のケアにそれを活かしていくことが出来ます。テクノロジーが確保されることでケアの上達が見込めます。患者とスタッフの意思の疎通を図ることで、このようなテクノロジーを実際に使っていくことが可能になります。

　テクノロジー面は患者には関係ないと無視するのではなく、どのような機能がどのように自分たちに使われているかを知らせることによって、その人たちが安心感を持ったり、また理解がより深まったりする効果が得られます。それは患者だけでなく家族にもいいことです。

4. プロジェクト

「誰の靴か」プロジェクト

　「誰の靴か」というプロジェクトがマタニティユニットで行われました。このプロジェクトは、その人の靴を履いた気分になって、

第2章　ガイズ&聖トーマスNHSファウンデーション・トラスト（ロンドン）

つまりその靴を履いた人の立場で物事を考えるということです。ですから、靴を履いたスタッフが患者の気持ちになったり、最近治療を終えた患者さんがこれから治療を始める患者さんの声を聞いてあげたりする集まりです。ケアの方法がどのように受け止められているのか、スタッフが気付くことができます。

　聖トーマス病院の救急部門は建て替えている最中でした。建築のデザインにも患者さんの意見を取り入れて反映させています。外観だけでなく、建物が変わることによって、サービスの質がどのように向上するかといったソフト面の説明などもしています。また建物の中に飾るアートに関する意見交換なども行われています。

　ガイズ・ホスピタルではがん病棟が建設途中です。こちらでは、病院内で長く治療中の患者さんたちの意見を取り入れました。この患者のグループはレファレンス・グループ（Reference group）と呼ばれていて、その中の一人はボードメンバー（board member）として、企画のかなり上層部に存在しています。たとえば、放射線治療室（Radiation treatment room）というのは、従来地下に置かれていたのですが、この人たちの「自然光が入るほうがいい」という意見で、上の階に置くことになりました。企画、デザイン、フロアプランなどに意見を取り入れて、改良していく余地があるわけです。オープンしたあかつきには、患者さんたちからはかなり高感度のフィードバックが得られると期待していました。患者さんたちの希望と意見を取り入れて、デザインに反映させているからです。

「若い探偵たち」プロジェクト

　子どもたちの部門が聖トーマス病院にあり、エヴェリーナ（Evelina）と名前が付けられています。もちろん子どもたちの意見もないがしろにはしていません。若い人たちの感覚に合うように、時折建物に変更を加えながら、素晴らしいものに作り上げていきます。そのひとつに、エヴェリーナの15のエリアがうまく機能しているかを調査する、「若い探偵たち」と呼ばれている調査員のような役目のプロジェクトがあります。

　最後が外来部門で、外来棟が作られたときにサーヴェイを行って、改良点があるかを調べました。そのうちのフィードバックの大きな

ものが、「待ち時間が不明瞭だ」ということでした。フォーカス・グループ（Focus groups, 情報を収集するために集められた患者グループ）を構成して、どのようにこれを改善することが出来るか患者さんたちの意見をまとめたわけです。この建物に患者さんが来た場合に、コンピューターで「到着した」という操作をすると、どこにいけばよいか案内が見られるようになりました。これで待ち時間が明確になりました。この建物の開業業務は実は完成していますが、フィードバックはまだまだ続きます。そういうフィードバックをもとに、改善はこれからも続いていくわけです。

　そのように後から入って来たフィードバックの1つに、車いすの人が利用できるハンドレール（handrail, 手すり）の数が少ないということがありました。建物が出来上がったからおしまいということではなく、建物が出来上がった後もフィードバックを常に求めることによって改善点に気付き、それを見直すことで改良の手助けになるわけです。

医師へのクレイム

　1万3千人の職員のうち、そのほとんどは看護師です。医師の数は把握していません。病院の質をよくするために大変な苦労をしているわけですけれども、直接患者にかかわる医師たちは、どのように参加しているのでしょうか。当然のことながら、病院という場所ですから、やはり臨床的に最善の方法を考えて建物のデザインを行っています。そのためにスタッフの声（意見）ということで、スタッフ同士の話し合いがもたれています。

　たとえば、患者さんからの苦情の中には、医師の診療態度に対するクレイムもあるはずですが、それはどのように処理されているのでしょうか。個人的な経験のフィードバックは求めてはいますが、それが個人を対象としたものなら、できるだけ取り入れないようにしています。なぜなら、これはサービスに対することで、個人に対する攻撃と捉えるというのは別の次元になるからです。そのような場合は、もし何回も同じ人の名前が同じ状況で出てきたということならば、取り上げるようにしていますが、1回きりの場合にはとくに取り上げていません。

第 2 章　ガイズ＆聖トーマス NHS ファウンデーション・トラスト（ロンドン）

　ドクターの専門的なことに関するフィードバックのプロジェクトには 360 度から意見を聞く制度（「360 度フィードバック」または「360 度評価」という）があります[8]。そのフィードバックは彼の専門に関するものとして、そのドクターにフィードバックされます。「改善点を自分で見るのは医療的なもの」と、Dr. ジェイミー・ケディは述べました。

各部署との連携

　ペイシェント・アンド・パブリック・エンゲージメント部門のスタッフは 2 人だけです。しかし、アンドレア・カーニーさんと Dr. ジェイミー・ケディの 2 人で頑張っているのではなく、NHS ファウンデーション・トラストのコンサルタントのような立場をいつも前面に出しています。カーニーさんと Dr. ケディは、すべての部門に関わっており、企画から達成までの間のすべての工程にも関わるので、かなり幅の広い分野にわたります。大きな建物を建てる時や収入に関することなど、色々なプロジェクトに関わるわけです。ですから、病院の大事業には必ずこの 2 人が関わります。

　どのスタッフも患者に対する責任と義務は持っています。しかし多岐にわたるので、各個人では幅が広いために、患者と市民の声を聞く部門でいうと、この 2 人になるわけです。たとえばカーニーさんは 8 年間このトラストで働いていますが、ときにはスタッフやサービス部門からの抵抗を感じることもあるそうです。でも 2 人が普段から幅広く忙しく関わりをもっていることを見ていたり、成果がでていたりするので、ほかの人たちもこの事業を理解してくれています。2 人の仕事が原動力になっているというバックグラウンドがあるので、その抵抗というのは今のところあっても、かなり数の少ないポケットのようなものだそうです。

法的規制が市民の声を聞きやすくした

　2 人だけが頑張っていても、院長直属の権限が与えられていないと、なかなかうまくいかないのではないかと、日本的には発想します。もう一つは、ファウンデーション・トラストになってからこのようなことができるようになったのか、これまでの NHS 時代には

49

あまりなかったのか。建築計画もこれまでだったらできなかったけれども、できるようになったのか、ということを聞いてみました。彼らの上司に当たる人が、ストラテジーの計画部門のボスです。その人の上はファウンデーション・トラストのトップになります。ですから、中間がその1人なのでかなりの権限が集中しています。

8年前にペイシェント・アンド・パブリック・エンゲージメントの部署がスタートしました。それまでは市民の声を生かす際に、国としてのサーヴェイ（survey, 調査）のようなものはありましたが、それほど一般的ではなかったのです。ただしそれは国としてなので、病院との関わりではなく国の方針に活かすくらいでしか、実際には見えない可能性もありました。ところが法的な規制が意見を聞かないといけないようにできたため、意見が大変取り入れやすくなりました。カーニーさんはマネジメントの職につき、11年間 NHS で働いているそうです。パブリック・エンゲージメントの部署の前には、コミッションに指令を出す部署にいたそうです。ですからそのときから色々市民とのコミュニケーションはありましたし、また病棟を作るデザインにもかかわってきました。

GP と CCGs とのかかわり

病院と GP とのかかわり、それから CCGs と病院のかかわりについてはどうなっているのでしょうか。

GP は、病院に患者さんを紹介するための入り口の役目をしています。最近では、プライマリー・ケア、つまり最初に患者さんが治療を受けたり診療を受けたりする部門と GP、そして病院の診療部門をなるべく混ぜて、色々なサービスに対応できるようにしようという動きがあります。ですから GP がどちらかといえば力をどんどん増しているといっていた CCGs というのもその一環です。メンバーには GP も多く含まれています。CCGs のメンバーは GP だけではなくコミュニティの色々な職種の人たちが集まって、グループを作っています。

その CCGs がこの病院に対して、「こうしろ、ああしろ」と、色々な注文を出したりするわけです。それに見合ったサービスを病院が提供することで、パートナーシップの関係にあるわけです。

第2章　ガイズ＆聖トーマスNHSファウンデーション・トラスト（ロンドン）

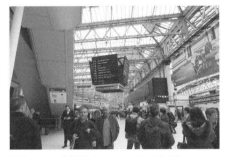

写真2-9　病院近くのWATERLOO駅

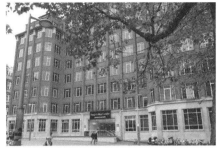

写真2-10　病院そばのKing's College London

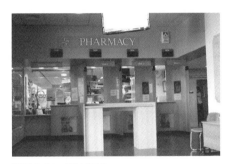

写真2-11　院内薬局

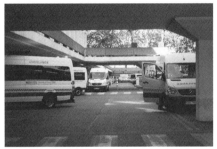

写真2-12　病院の救急車

　CCGsがコミュニティとGPのケア、地域のケアというものをよりまとめて効果的にコスト・パフォーマンスもいいように、すべてを統括していく動きになっています。CCGsというのはエリアですけれども、その1つ1つのCCGsだけではなく、CCGsがいくつか集まって、たとえばロンドンの南東部で実践しているように、今その地域の健康状態を改善させるというような大きな流れになりつつあります。
（写真2-9と2-10は、病院近くの様子。写真2-11と2-12は、病院内の様子を紹介しています。）

注

1) フローレンス・ナイチンゲール（Florence Nightingale：1820年5月12日 - 1910年8月13日）は、イギリスの看護師、社会起業家、統計学者、看護教育学者です。近代看護教育の母とも呼ばれ、病院建築でも非凡な才能を発揮しました。クリミア戦争での負傷兵たちへの献身や統計に基づく医療衛生改革で著名です。国際看護師の日（5月12日）は彼女の誕生日でもあります。ロンドンの聖トーマス病院に付属してナイチンゲール看護学校を設立しました。これは世界初の宗教系でない看護学校であり、現在はキングス・カレッジ・ロンドンの一部（写真2-10）となっています。

2) ブリストル王立小児病院は、ブリストル大学と密接なつながりを持つ教育病院であり、ブリストルの住民に急性の医療と外科手術、救急医療、外傷、整形外科および緊急サービスを提供しています。また、南西部には心臓胸部サービスのセンターを、セバン地区には嚢胞性線維症のケアを提供しています。

3) ブリストルはイギリス西南部に位置する人口約50万の都市です。国営医療サービスが運営する9つの病院の1つ、ブリストル王立小児病院は、この地域の小児難病を一手に引き受けていました（イギリスでは病院の8割が国立である）。逆の言い方をすれば、この地域で難病に罹患する小児はここにかからざるを得ない状況から、病院は医療の質を改善するなどして競争に打ち勝つ必要もありませんでした。この事件については、浦島充佳「アカウンタビリティ　ブリストル王立小児病院術後過剰死亡の事例に学ぶ」（http://dr-urashima.jp/pdf/r-5.pdf）に詳しい。

4) Francis Robert, Report of the Mid Staffordshshire NHS Foundation Trust Public Inquiry.（https://assets.publishing.service.gov.uk/government/uploads/system/uploads/attachment_data/file/279124/0947.pdf）.

5) スタッフォードシャー（Staffordshire）は、イングランドのウェスト・ミッドランズに位置するカウンティ。州庁所在地はスタッフォード。窯業が営まれており、製作されるボーンチャイナはリモージュ磁器によく似ているといわれています。スタッフォードシャー・カウンティ・カウンシルのホームページ（https://www.staffordshire.gov.uk/Homepage.aspx）参照。

6) 国王が女性の時の勅選弁護士のこと。

7) 図2-2のフレームワークは2014-17年の戦略ですが、2018-21年の新しい戦略では、「Service delivery, development & transformation」と「Individual care and treatment」の間に「Research and life sciences」が挿入されており、5つになっています（Guy's and St Thomas'NHS-FT, 2018-21）。本章では2014-17年の戦略について述べています。

8) 個人の成長を促進するには、多面的な評価ができる「360度フィードバック」が有効です。360度フィードバックは、数十年前から企業などに導入されていましたが、近年再び注目を集めています。360度フィードバックとは、上司からだけでなく、同僚や部下からもフィードバックを得られるフィードバックシステムです。立場や関係性が異なる複数の視点から意見を聞くことができ、より多面的なフィードバックを得られるのが、360度

第2章　ガイズ&聖トーマス NHS ファウンデーション・トラスト（ロンドン）

フィードバックの利点とされています。評価者が増えると、評価された本人の納得感が高まるのもメリットのひとつです。評価者を増やせば、上司にかかっていた負担を軽減することもできます。フィードバックは、自身の仕事への反応が得られる貴重な機会です。上司と部下の間に限定しておく必要はありません。フィードバックは、仕事や自己を省みるきっかけにもなります。成長の糧となるフィードバックの機会をなるべく増やすことで、成長を促進させることができます。

文献

Bristol Royal Infirmary（http://www.uhbristol.nhs.uk/patients-and-visitors/your-hospitals/bristol-royal-infirmary/）.

Bristol Royal Infirmary, *Learning from Bristol: The Report of the Public Inquiry into Children's Heart Surgery at the Bristol Royal Infirmary 1984–1995*, July 2001.（http://webarchive.nationalarchives.gov.uk/20090811143822/http://www.bristol-inquiry.org.uk/final_report/the_report.pdf）.

C.E.Handler（ed.）.*Guy's Hospital 250 Years*, Guy's Hospital Gazette,1976.

Community Health Councils（https://chc-inc.org/）.

Evelina London Children's Hospital（https://www.guysandstthomas.nhs.uk/our-services/childrens/patients/welcome-to-evelina-london.aspx.）

Evelina London Children's Hospital, From Wikipedia, the free encyclopedia.（https://en.wikipedia.org/wiki/Evelina_London_Children%27s_Hospital）

Francis QC, Robert, *The Mid Staffordshire NHS Foundation Trust Inquiry , Independent Inquiry into care provided by Mid Staffordshire NHS Foundation Trust January 2005-March 2009*（*Vol.1-2*）,2010.（https://www.gov.uk/government/uploads/system/uploads/attachment_data/file/279109/0375_i.pdf）.

Francis QC, Robert, *The Mid Staffordshire NHS Foundation Trust Inquiry , Independent Inquiry into care provided by Mid Staffordshire NHS Foundation Trust Public Inquiry*（*Vol.1-3*）,2013.（https://ia801009.us.archive.org/28/items/567099-mid-staffordshire-nhs-foundation-trust-public/567099-mid-staffordshire-nhs-foundation-trust-public.pdf）.

Guy's and St Thomas'NHS-FT, *Trust Patient and Public Engagement Strategy 2018-2021.*（https://www.guysandstthomas.nhs.uk/resources/about-us/plans/patient-and-public-engagement-strategy-2014-17.pdf）.

General Medical Council（https://www.gmc-uk.org/）.

Guy's and St Thomas' NHS Foundation Trust（https://www.guysandstthomas.nhs.uk/Home.aspx.）

Guy's and St Thomas' NHS Foundation Trust, *Patient and Public Engagement Strategy : patient and public involvement at GSTT*, 3 November 2015.

Secretary of State for Health, *Learning from Bristol: The department of Health's Response to the Report of the Public Inquiry into children's heart surgery at the Bristol Royal Infirmary 1984-1996*, January 2002.（https://assets.publishing.service.gov.uk/government/uploads/system/uploads/ attachment_data/file/273320/5363.pdf）.

浦島充佳「アカウンタビリティ　ブリストル王立小児病院術後過剰死亡の事例に学ぶ」（http://dr-urashima.jp/pdf/r-5.pdf）.

多田羅浩三『医学の歴史──歩みを担った人たち、そして体制』左右社、2017年。

柳澤波香「エヴェリーナ・ロンドン小児病院の設立について」日本医史学会『日本医史学雑誌』第 60 巻第 2 号、2014 年、p.130。

第3章 ブロムリー・ヘルスケア・コミュニティ利益会社の挑戦 (ロンドン)
— Bromley Healthcare CIC Ltd. : GP with the Special Interest (GPwSI)

1. 社会的企業としてのブロムリー・ヘルスケア

　本章は、2012年9月7日に訪問した、ブロムリー・ヘルスケア・コミュニティ利益会社（Bromley Healthcare CIC Ltd.）の視察調査報告です。最初に社会的企業について基本的な定義を述べます。

社会的企業の定義

　イギリスでは、多様な形態としての実態がある社会的企業について、政府による「定義」が提供されたことに、その特徴があります。

　イギリスの社会的企業政策は、第二期目に入ったトニー・ブレア労働党政権によって本格化されました。2001年10月、社会的企業ユニット（Social Enterprise Unit）が貿易産業省小企業局（Small Business Service, Department of Trade and Industry, DTI）に設置され、さらに翌2002年7月に「社会的企業：成功への戦略（Social Enterprise: Strategy for Success）」が発表され、社会的企業に対する政策が本格化しました。この中で、社会的企業が定義されました。

> **社会的企業とは、社会的目的を第一とする事業体である。その剰余金は、主としてその事業もしくはコミュニティにおける目的のために再投資されるものであり、出資者や所有者に対する利益最大化要求によって動機付けされたものではない**

　この「成功への戦略」の発表に際してブレア首相は、その序文のなかで社会的企業をこのように評価しており、社会的企業が持つビジネスと公益（public benefit）の推進とを結びつける姿勢に期待

を込めています（DTI 2002：5）。

保健省社会的企業ユニット

　次に、社会的企業と NHS の関係について、ブロムリー・ヘルスケア・コミュニティ利益会社の背景として述べます。

　保健省社会的企業ユニットは、労働党政権時代の 2006 年に設立されました。政府全体の社会的企業政策を担った貿易産業省の社会的企業ユニットのほか、独自の社会的企業支援部署を持ったのは保健省だけであったことから、保健省における社会的企業への期待の高さがうかがえます。同年保健省は、医療サービスの将来像を示した白書（*Our Health, Our care, Our Say: a new direction for community services*）を発表し、その中で、社会的企業の活用とそれを支援するための基金の設立を宣言しました（Department of Health 2006）。この白書に示された医療保健分野における社会的企業の活用は、「Right to Request」プログラムとして 2008 年に開始されました（Social Enterprise Unit, Department of Health and Social Enterprise Coalition 2008）。

　「Right to Request プログラムでは、医療保健分野の職員、具体的には Primary Care Trust（PCT）の職員で国民保健サービス（NHS）のコミュニティ保健サービス（community health service）で働いている職員（公務員）が、自分たちの仕事を持ったまま国民保健サービス（NHS）から独立するものである。国民保健サービス（NHS）からスピン・アウトした社会的企業に対しては、最長 3 年間は PCT との契約が保証される。その後は、基本的に公開入札に移行する。独立した職員に対しては、適格性のある社会的企業を設立し、国民保健サービス（NHS）との契約によりサービスを提供している限りにおいて、独立時の条件で年金が保証される」（公益法人協会 2015：201）ことになります。

　なお、適格性のある社会的企業は、「チャリティ」「コミュニティ利益会社（CIC）」「産業節約組合（IPS）」「その他、剰余金がサービスやコミュニティに再投資される非営利型企業」です。

　コミュニティ利益会社（CIC）は、保証有限責任会社（CLG）、株式有限責任会社（CLS）のどちらも適格です。

第3章　ブロムリー・ヘルスケア・コミュニティ利益会社の挑戦（ロンドン）

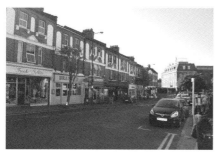 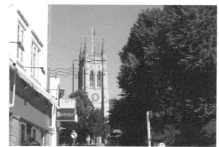

写真 3-1　ベックナム（Beckenham）の街角　　写真 3-2　ベックナム（Beckenham）の教会

　会計検査院（National Audit office）によれば、この「Right to Request」プログラムによって2011年末までに約9億ポンドが提供され、社会的企業に移籍した国民保健サービス（NHS）スタッフは1,700名あまりに上ることが予想されました（National Audit Office 2011）。ただし、保健省の資料によると、独立したスタッフ数は2,500名となっています（Department of Health 2011）。

　以上の背景を踏まえて、以下ブロムリー・ヘルスケアについて述べます。

ベックナムはブロムリー・ロンドン自治区のタウン

　グレーター・ロンドンは1965年に創設され、都市カウンティ[1]の一つとして扱われることもありますが、定義上はそうではなく、シティ・オブ・ロンドン[2]とロンドン・バラ（London borough、特別区とも訳される）に分かれています。ロンドン市内を流れるテムズ川の南側に位置するブロムリー・ロンドン自治区（London Borough of Bromley）は、イングランドのロンドン南東部にある、グレーター・ロンドンを構成する行政区の一つです。ベックナム（Beckenham）は、そのブロムリー・ロンドン自治区にあるタウン（地区）です。ナショナル・レール（National Rail, イギリスの鉄道）を使って、ロンドンからベックナム・ジャンクション（Beckenham Junction）駅に移動しました。ベックナムの人口は8万2,000人です（2016年現在）（写真 3-1、3-2）。

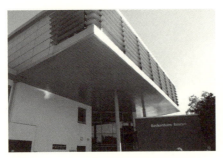

写真3-3 ブロムリー・ヘルスケアの玄関

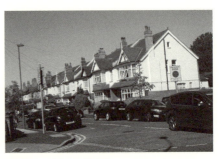

写真3-4 近くの住宅街

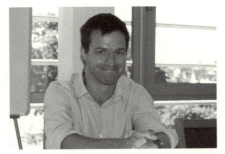

写真3-5 ジョナサン・ルイス（Jonathan Lewis）CEO

ブロムリー・ヘルスケア

　ブロムリー・ヘルスケアは、地域コミュニティに根ざした医療サービスプロバイダーとして設立されたコミュニティ利益会社（Community Interest Company, CIC）[3]です（写真3-3）。ブロムリー・ヘルスケアは、静かな住宅街の中にありました（写真3-4）。幅広い年代を対象に専門家によるケアサービスやセラピーを行っています。ケアサービスでは、訪問看護、学校に配置された看護師（学校看護師という）[4]や専門看護師を派遣して、新生児から高齢者までの在宅ケアを看護・介護を通じて支援しています。またセラピーも言語療法、心理療法、作業療法など、子どもから大人まで幅広い層を対象としています。慢性閉塞性肺炎疾患（chronic obstructive pulmonary disease, COPD）や糖尿病などにフォーカスした専門的サービスにも対応しています。私たちは、ジョナサン・ルイス（Jonathan Lewis）CEOから説明を受けました（写真3-5）。

NHSと社会的企業

　ルイスさん自身が、ソーシャル・インベストメント・ビジネス（Social Investment Business, SIB）を設立しました。SIBは英国登

第3章　ブロムリー・ヘルスケア・コミュニティ利益会社の挑戦（ロンドン）

録慈善団体で、慈善団体や社会的企業に融資、助成金などの金融商品を提供しており、最大の社会的投資団体です。SIB は、英国最大の社会投資ポートフォリオの１つを管理しており、その基盤は英国へのコミュニティ投資を開拓し、現在までに企業および公共部門の組織から 3,000 万ポンド以上を活用してきました。2016 年にヘーゼル・ブリアーズ（Hazel Blears）[5] が SIB の新しい議長に任命され、スティーブン・バブ卿（Sir. Stephen Bubb）に取って代わりました。

　私は、社会的価値を創造する組織や公共サービスに投資する仕組みに関心がありましたが、実際に地域で社会福祉企業として投資にかかわる現場にも関心がありました。ルイスさんは、ソーシャルエンタープライズ（社会的企業）に投資するプログラムに今も携わっていますので、複数の視点から話しができる人でした。

　ルイスさんたちがこの組織に関心を持ったのは、もちろんソーシャル・エンタープライズであることもありますが、職場で働く GP・看護師と住民が一緒になって、ヘルスケアのコミュニティ利益会社を運営していくガバナンスやマネジメントに関心があったからです。NHS はソーシャル・エンタープライズの設立に熱心ですが、例えばあるホームページを見ると、NHS が 1,900 万ポンドをソーシャル・エンタープライズに投資をしたとありました（2012年当時）。なぜ NHS がこれだけ熱心にソーシャル・エンタープライズを、GP や看護師を巻き込んで設立しようとしているか、その背景とルイスさんたちの組織との関連について説明を受けました。

2.　コミュニティ利益会社

投資家と経営者の立場

　ルイスさんは２つの視点をもっています。ソーシャル・インベストメント・ビジネスという団体を経営し、この団体では保健サービスを提供するソーシャル・エンタープライズに対して、3億ポンド投資しています。それが一つの視点です。もう一つは、ブロムリー・ヘルスケアを経営している経営者の立場での視点です。

　ルイスさんは、「ソーシャル・エンタープライズが保健サービス

59

を提供することは合理的だと思います。第一に、異なる種類の人々を巻き込むことができるからです」と述べました。ビジネスをしている人々をNHSに巻き込むことができるということです。ビジネスをしている人々は、パフォーマンスにフォーカスし、ケアシステム全体の重要性を理解します。一方、臨床の現場にいる人たちは、臨床に特別重きを置き、マネジメントに必要なスキルも重視します。臨床の現場では、臨床医が一番重要だと捉えられていますが、マネジメントも同じように重要です。ビジネスをしている人たちは、マネジメントの観点でメリットを与えることができます。そうすることによって、マネジメントとビジネスとクリニカルスキル（Clinical Skills, 臨床技能）の三者が対等な立場で仕事をすることができ、非常に健全なシステムを構築します。

　もう一つのメリットは、インターセプター（Interceptor）を導入することで、政府が政治的に受け入れられないことも徐々に取り入れることができます。NHSには長所がたくさんあり、問題もたくさんあります。そして、NHSは自ら変わることができません。ですから、外から人を送り込んでNHSを変えていくことが必要です。特にNHSの文化を変える必要があります。これまでは、あまりにも臨床医に重点が置かれてきました。

　もう一つの、ソーシャル・エンタープライズに積極的な理由は、NHSの年金はとても膨大なので、それを節約したいということです。

　このような考えのもと、ルイスさんは、短期にやりたいということでした。

組織のガバナンス

　ブロムリー・ヘルスケアの組織のガバナンス（Governance, 統治）について確認しました。基本は区役所、ボード・オブ・ディレクター（board of directors, 役員会）、住民、そしてGPなどスタッフが参加することです。それは、どういうガバナンス構造になっているのでしょうか。基本的にガバナンスは普通の民間企業と同じですが、一つ違うのは地元のコミュニティを巻き込んでいることです。このコミュニティが、ルイスさんたちの事業成功のドライバーにな

第3章　ブロムリー・ヘルスケア・コミュニティ利益会社の挑戦（ロンドン）

るのです。

　コミュニティ・フォーラムには、住民が意思決定に参加できる仕組みがあるということでしょうか。ルイスさんは、これは長い道のりですが、保健の制度を効率的なビジネスに転換させることが第一のステップだと考えています。そして、包括的な形でコミュニティを参画させるのが第二のステップです。

　ソーシャル・エンタープライズは、ビジネスを社会的な目的に応用するということです。この組織を効率的に運営・経営し、金銭的な利益を最大化すると同時に、社会的な利益を最大化させるようにしています。ソーシャル・エンタープライズをあまり美化しすぎるのは良くないと、ルイスさんは考えています。

コミュニティ利益会社（CIC）

　ブロムリー・ヘルスケア組織はコミュニティ利益会社（CIC）です。その場合に、どの範囲までがシェアホルダー（shareholder, 分割保有者。株主）になれるのか。GP と看護師などのスタッフなのか、住民・コミュニティなのか、あるいはそれ以外の他の人たちもシェアホルダーになれるのか、現在は基本的にスタッフが株主ということでした。現在の仕組みでは株主には強い権限はありませんが、段階的に株主の権限を強化していきたいと言います。NHS の文化はトップダウンの文化で、権限がトップに集中していました。ルイスさんたちの考え方は、その権限をスタッフのレベルに委譲していくというものです。従業員は権限と責任を持つことによって、経営をコントロールします。ブロムリー・ヘルスケア組織は、資金の新調達の手段という側面は弱いそうです。エクイティ（Equity, 株主資本）[6] ではありません。資金調達のための株ではなく、所有権、オーナーシップのためのものです。このシェアホールディングは未発達の分野ですので、これから発展させていかなければならない領域です。しかしその前に、まずこのビジネスをシンプルな、持続可能なビジネスに育てていくことが第一の優先課題だとルイスさんは言いました。スタッフが株を持ち、同じ権限を持つことで、期待される効果は、理論的には、「モチベーションを上げたりする」ということになります。

61

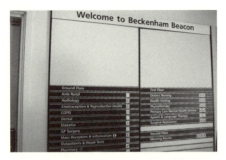
写真3-6　提供しているサービスが書かれたボード

多様なサービスを提供

　ブロムリー・ヘルスケアは、ヘルス・ヴィジティング（保健師 health visitor によるサービス）[7]、ディストリクト・ナーシング（地域看護師 district nurse によるサービス）[8]、スクールナース（学校看護師 school nurse）、スペシャルナース（特殊看護師 special nurse）と、かなり幅広い範囲のサービスを提供しています。ここで挙げたサービスは従来行っていた中核的なサービスです。そのほかに、病院の負担を軽減するようなサービス、すなわち患者を病院に入院させない、そしてなるべく早く退院させるサービスの提供があります。それから、怪我のマネジメント、潰瘍のマネジメント、COPDのマネジメント、子供のがん治療のマネジメント、理学療法・作業療法、子供のための様々なサービス、歯科サービスなど、その他たくさんのサービスを提供しています。救急センター、時間外のサービスなども提供しています（写真3-6）。

3.　GPwSI と Right to request

GPwSI という中間のサービスの誕生

　ここで医療サービスを提供しているドクターは GP なのか、病院の勤務医なのか、病院との関係がよく分かりませんでした。ルイスさんは「イギリスでは、ケアには三つの層があります。GP（家庭医）、われわれのようなコミュニティサービス、そして病院です」と言いました。それぞれの層は独立していて、コミッショニングは別途ありますし、インセンティブや目標もすべて違います。「GPは、われわれから独立しています。しかし、われわれは GP を雇って GP のサービスを提供してもらっています。例えば旧来の世界では、これは婦人科と皮膚科に当てはまることですが、まず患者はGPに行きます。そうするとGPは患者を病院のコンサルタント（勤

務医）に紹介します。今、新しいプレイヤーができました」と言いました。こうして、「GP with the Special Interest（GPwSI）」（特別利益団体に勤務する家庭医）[9] という中間のサービスが誕生しました。

　特定の疾患によっては、患者は GP から直接病院のコンサルタントに行くのではなくて、非常にコストの安い、コミュニティで提供される GPwSI に行くことができます。この場合、コントラクトサービス（Contract service）[10] のベースで GP を雇って、この GPwSI のサービスを患者に対して提供しています。フルタイムで雇っている GP は、GP とは言わずにドクターという形になります。それ以外に、中間サービスや時間外サービスを提供するために GP をパートタイムでやっています。

　GP とドクターは違います。GP はドクターですが、ドクターは必ずしも GP とは限りません。GP は特定の専門分野だからです。まずドクターの資格を得てから、GP の資格を得るからです。例えば、コンサルタントはそれぞれの専門の領域の医師です。GP は、それと同じように一つの専門領域と考えられています。

政府の政策変化がきっかけ

　ブロムリー・ヘルスケアが病院の経営に参画したきっかけは何か。また、マネジメントのことやコミュニティを巻き込むことによって、どのような変化があったのでしょうか。以前、プライマリー・ケア・トラスト（PCT）が保健を購買していました。PCT は二つのことをしていました。まず、コミッションをした、すなわちサービスを買いました。同時にサービスの提供もしていました。政府は、PCT に二つの役割を担わせることはできないということで、サービスの提供を別の組織に移すことを決めました。結局、政府の政策がこの背景にあります。

　そのサービスをどこに持っていくか。病院に持っていくのが一つの選択肢で、もう一つはルイスさんたちのような独立した団体に持っていくことでした。ルイスさんたちの団体では、4 人が保健省のイニシアチブであるソーシャル・エンタープライズの創設に参画しました。そのプロセスは rights to request（要求する権利）といわ

れるものです。それは SEIF という投資プログラムによって支援されました。この SEIF は、ルイスさんが前に勤めていた会社が運営していたプログラムでした。

生産性は既に 8% 上昇

　ルイスさんはブロムリー・ヘルスケアを 1 年前から経営しています。どんな改善があったかというと、生産性は既に 8% 上昇しました。さらに 20% 向上できる余地があります。利益は予算の 4 倍を達成しました。2012 年の成長率予想は既に 3 倍上回っています。患者満足度、スタッフの満足度も過去最高です。主要経営目標（Key Performance Indicator, KPI）もすべて達成し、中には KPI を上回ったものもあります。完全に会社を再編しました。IT のシステムをすべて更新して、近代化しました。パフォーマンスを牽引するパフォーマンス・マネジメント・システムを整備しました。非常に大きな変化をもたらすことができて、「非常に好評です」とルイスさんは言いました。

　ホームページには、パフォーマンスインフォメーション（Performance Information）というコーナーがあって、調査訪問当時はまだ中身は出ていませんでした。そこで、どんな項目を公表していこうと考えているかを聞きました。ルイスさんは、「まず、団体のサービスを個々のビジネスユニットに分解しました。それぞれのビジネスユニットのサービスには 30 〜 40 の財務目標があります。普通の民間企業と基本的に同じような考え方です」と述べました。

　ブロムリー・ヘルスケアの収入は、基本的に NHS から支払われた収入です。今のところはそうであって、他からも収入を得るということでした。ルイスさんは、「NHS は年間 1,000 億ポンドという巨大なマーケットですので、NHS でしっかりと利益を得ることが可能です。しかし、NHS には色々な部署、部門があります。そういったところからもお金を稼げるようにしたい」と言いました。基本的には患者の自己負担はありませんが、ブロムリー・ヘルスケアでは幾つかのサービスを有料で提供しています。それは追加サービスということですが、市場における NHS 内の競合よりもずっと安い値段だそうです。

第3章　ブロムリー・ヘルスケア・コミュニティ利益会社の挑戦（ロンドン）

Urgent Care Center

　医療サービスは、契約しているGPが自分の診療所で提供しているのか、あるいはこの病院の中でも提供しているのか。ブロムリーに今、複数のサイト（site, 敷地、用地の意味。または一般に特定のドメイン名の下にある複数のウェブページの集まりのこと）があります。ほとんどのサービスはGPのクリニックでは提供されていません。しかし、GPのクリニックより密に活動していきたいとルイスさんは考えていますので、「今後はGPのクリニックで提供するサービスも増えていくかもしれません」と述べました。

　救急患者の場合は、すぐに患者さんを送る体制はあるのか、私が聞いてみました。ルイスさんたちは救急センターを複数持っているそうです。この病院にもアージェント・ケア・センター（Urgent Care Center, 急病センター）[11]があります。患者は、アージェント・ケア・センターを活用すれば、非常にコストが高い病院のA & E（Accident & Emergency, 救急病棟）に行かなくて済みます。

　「アージェントケアが必要なのは、システムが機能していないときです。GPの対応時間を延ばす、あるいは電話を活用することによって、アージェントケアはなくしていけると思います」とルイスさんは言います。

Right to request

　私たちは当時のキャメロン政権のオープン・パブリック・サービス（Open Public Services）に興味を持っていました。そこで、「rights to provide（供給する権利）やrights to request（要求する権利）は、GPなど医療のスタッフがサービスを自ら運営することを要求できるということなのか」を聞きました。

　このrights to requestは、GPやスタッフがサービス提供を自ら行うことをリクエストするということですが、保健省がかかわっていますので、非常に長いプロセスでそう簡単には認められないものです。非常に厳しい義務がありますし、いろいろな欠陥もあります。

　ブロムリー・ヘルスケアとrights to requestでできた団体は、アーティフィシャル（artificial, 人工的・人為的）な会社です（そのことについては後で詳しく説明されました）。売り上げは4,000

65

万ポンドです。しかし顧客は一つだけで、準備金は 100 万ポンドし
かありません。普通、4,000 万ポンドの売り上げがある会社であれば
大体 500 万ポンドの預金があり、顧客は複数います。コミッショ
ナーには、ブロムリーヘルスケアが人工的な組織であるということ
を、まず知ってもらわなければなりません。そして、「私たちを普
通の民間企業のように扱ってはなりません」とルイスさんは言いま
した。

　一方、ルイスさんたちはファンデーション・トラスト（FT）と
競争しなければなりません。ファンデーション・トラストは大きな
病院のことですが、売り上げが 5 億ポンドあって、預金が 5,000 万
ポンドあります。コミッショナーは、平等な市場で戦わせて競争原
理を導入しようと思うなら気をつけなければなりません。

　Rights to request の結果としては、新しい組織の成功は非常に高
度なコミッショニングに依存するということです。しかし、コミッ
ショニングは地域によって質がまちまちです。幸いにもブロムリー
のコミッショニングの質は非常に高いそうです。

4.　ソーシャル・インパクト・ボンド

システムを効率化すれば利益が出る

　コミッショニングには、地域ごとの NHS の機関が地域でコミッ
ショニングするサービスもありますし、全国レベルでコミッショニ
ングするサービスもあります。少し複雑です。私は、「基本的に、
患者さんはここにはフリーアクセスですよね。紹介などは必要なの
ですか」と質問しました。ルイスさんは、「サービスによります。
ほとんどのサービスは GP の紹介が必要です。あるいは病院を退院
する人々に提供されます。ですが、自由にアクセスできるサービス
もあります。ですので、基本的に GP がゲートキーパーです」と答
えました。

　payment by results（出来高払い）のような仕組みが導入されて
いると思われますが、それはヘルスケアにおいては、そのパフォー
マンス、支払い分は業績によって評価される形になっているのでし
ょうか。答えは「いいえ」です。「基本的にペイメントはわれわれ

第3章　ブロムリー・ヘルスケア・コミュニティ利益会社の挑戦（ロンドン）

の活動に基づいています」。何を達成したかに基づいているのではないと言います。「これは保健経済にとっては非常に大きな問題です。われわれとしては、payment by results に移行したいと思っています。そうすれば、我々の競争力は高まるからです」と述べました。

　この医療分野は非常にビジネスにとって魅力的だと話がありましたが、医療はそんなにサービスのプロフィットが上がるものではないと思えます。投資の対象として、ビジネスの世界の人から見て、こうした組織はどのように魅力的なのか。ルイスさんの答えは明確でした。「私は、こういったサービスで利益をしっかり稼ぐことができると思います。今の問題は、システムが非効率だということです。効率が悪いので利益を生まないのです。システムを効率化すれば利益が出ます」と述べました。

サプライチェーンの効率化

　さらに、ルイスさんは、保健のアウトカムでサプライチェーン（supply chain）を構築しようとしています。今よりもっと効率的に保健のアウトカムを達成したいと考えています。現在のサプライチェーンは、きちんとビジネスアウトカムを出すということで連携されていません。ですので、サプライチェーンの連携を高めることによって、良いビジネスアウトカムを効率的に達成できると言います。「現在は、1台の自動車を三つの工場で組み立てようとしているようなものです。この三つの工場は全く連携していません。そういう非効率なやり方がなされています」と言いました。

　サプライチェーンの効率化は、サプライチェーンの中にはヘルスケアだけではなく、ソーシャルケアやホームケアなども入ってきて、それらはもっとインテグレーテッドケア（Integrated care, 統合していくケア）になる必要があるということです。しかしNHSは、そういったロジカルなサプライチェーンを構築することを理解していません。

　日本ではどうしても公共サービスの分野では、利益を上げることは良くないという発想がまだ強いと思います。ルイスさんはやはり顧客サービスにおいても、公共サービスを委託されている事業者が

67

きちんと利益を上げていくことが必要であると言います。それは効率性を高めてアウトカムを出すことでも重要なことです。

　政府が公共サービスを提供すると非効率で利益は上がりません。必要以上のコストをかけてしまっています。民間セクターがサービスを提供すると、ネットのコストが下がる可能性があります。民間企業は利益を追求しますが、ネットのコストも下げられ、それがひいては政府にとって有意義だということです。ルイスさんは「当然のことですが」と付け加えました。

公共サービスの財源節約と事業者利益増加の両立

　公共サービスの財源節約と、公共サービスの事業者の利益の増加とは両立できるということでしょうか。ルイスさんの答えは明確でした。「初年度、私たちの生産性は8％高まりました。これは350万ポンドに相当します。私たちは350万ポンド分のサービスをただでエキストラに提供したということになります」「私たちは基本的に地域文化の中にいますので、利益は地域住民に還元します。国はなるべく少ない金額で、なるべく多くのものを獲得したいと考えているわけです。それが達成できれば、利益は最終的には全く重要ではありません」

　「これは仮説ですが、会社では従業員をなるべくサービス提供の近くに置きたいと考えます。ブロムリー・ヘルスケアのスタッフの仕事は直接的に患者の便益になります。NHSのような巨大な公的機関では、患者の生活から離れたところで仕事をしています。これは国の金の無駄です。官僚主義は患者には全く関係のないことです。それが問題です」と言いました。

ソーシャル・インパクト・ボンドの最大の問題

　私たちのイギリス調査では、ソーシャル・インパクト・ボンド（Social Impact Bond, SIB）やソーシャル・インパクト・インベストメント（Social Impact Investment, SII）の調査をしてきました。

　ソーシャル・インパクト・ボンド（SIB）とは、社会的インパクト投資の仕組みの一つで、行政や民間事業者及び資金提供者等が連携して、社会問題の解決を目指す成果志向の取り組みです[12]。ソー

第3章　ブロムリー・ヘルスケア・コミュニティ利益会社の挑戦（ロンドン）

シャル・インパクト・インベストメントは、経済的収益に加え社会問題や環境問題の解決を目的とする新たな投資として、「インパクト・インベストメント」が注目を集めています[13]。

　そういったインパクト・インベストメントのようなもの、例えばブロムリー・ヘルスケアのようなものが、投資の対象になる可能性は将来的に考えられるか聞いてみました。ルイスさんは「前の仕事でソーシャル・インパクト・ボンドの仕事をしていました。ソーシャル・インパクト・ボンドは、基本的に payment by results の原則です。payment by results は、システムからよくマネージされていれば、いいアイディアです。しかし payment by results の問題・危険は、大企業が有利になるということです。

　そして、良いサービスを提供できる小さな事業者が不利だということです。ソーシャル・インパクト・ボンドは、基本的に payment by results の運転資金です。必要以上に複雑になっていると思います」と述べました。

　そして、「ソーシャル・インパクト・ボンドの最大の問題は、みんなが合意できるデータがなかなか集められないことです。しかしヘルスサービスの強みは、みんなが合意できるデータが多く存在するということです。その意味で、ヘルスサービスにはデータがありますので、ソーシャル・インパクト・ボンドがヘルスに適用できると思います」とも述べました。

　注

1) イングランドは 1997 年の地方長官法（Lieutenancies Act 1997）により、伝統的にカウンティでの王室代理人である地方長官（Lord Lieutenant）の任官地に分割されています。実際にそう定義されているわけではないが、この区分は典礼カウンティ（ceremonial county）として知られています。このカウンティはイングランドでの住所としてしばしば用いられます。しかし、ほとんどは大きすぎたり、大規模な市街地を含んだりといった理由から行政区画としては使われてはいません。しかし、たとえば、議会選挙区の境界決定の際には参照されるといった使われかたもあります。ロンドンの外側に広い市街地を擁する 6 都市カウンティがあり、それぞれが都市バラに分割されています。これら都市カウンティは 1974 年に創設されましたが、そのカウンティカウンシルは 1986 年に廃止されました。

2) シティ・オブ・ロンドンは、周囲にあるロンドン・バラが有する一般的機能に加え、地域外の場所（ハムステッド・ヒースやキルバーン（Kilburn）にあるクイーンズパーク保養地など）を有することや、ヒースロー空港での獣医サービス、アスベスト廃棄といったサービスなど、シティ・オブ・ロンドンならではの特徴で他の地域行政体と比べると際立っています。

3)「CIC は、個人株主ではなくコミュニティに利益をもたらす有限責任会社であり、特徴としては、例えば、第三者機関が認定・監督を行うこと、資産をコミュニティの利益に向けさせる資産処分の制限（asset lock）、透明性を確保するための CIC 年次報告の義務付けなどがある。2004 年に会社法第2部に CIC 規定が設けられ、2005 年6月に CIC 規則が制定され制度化に至った」（川原経営総合センター 2017：55）ものです。

4) 守屋美由紀・津島ひろ江（2003）参照。

5) ヘーゼル・アン・ブリアーズ（Hazel Anne Blears）は、イギリスの政治家。労働党所属の庶民院議員。ゴードン・ブラウン政権でコミュニティおよび地方自治大臣を務めました。

6) エクイティ（Equity）とは株主資本のこと。その資金は、新株や新株予約権付社債の発行などにより調達されます。投資家にとっては、返済期限が定められていない資金の供与であり、その資金が利益の拡大に貢献する投資に充当されるよう監視が必要となります。

7) 松浦京子（1995）を参照。

8) 松浦京子（2015）を参照。

9)「GP with the Special Interest（GPwSI）」の Special Interest は特別の関心、特別利益団体、特定利益などと訳すが、ここでは特別利益団体としました。

10) サービスを提供する企業が他の法人の運営を委託契約（コントラクト）されて行なう事業のこと。受託先によりサービスを受託することになります。

11)「アージェント・ケア・センター」とは、「緊急ではないが速やかな治療が必要な、広い範囲の急性期状態に対して、予約なしで治療を受けることが可能な施設」（Chang et al. 2015:3）と定義されます。このアージェント・ケア・センターが米国に 初めて現れたのは 1970 年代ですが、展開が確かなものになったのは 1990 年代になってからです。連邦政府への登録が必要ではないために、その実数については確かな情報はありませんが、米国アージェント・ケア協会（Urgent Care Association of America, UCAOA）のデータベースによると、約 9,000 を数えると言います。そのアージェント・ケア・センターは 35％が医師または医師グループによって所有され、30％が企業、25％が病院、7％が医師ではない個人等によって所有されています（Argent Care Association of America 2013）。アージェント・ケア・センターについては、アメリカの例ですが、浅川哲郎・室岡祐司（2017）に詳しいので参照してください。

12) 官民連携の社会的インパクト投資の手法の一つです。行政サービスを民間の NPO や企業に委託し、民間の資金提供者から調達した資金を基に事

業を行い、事業が予め合意した成果を達成した場合にのみ行政から資金提供者に報酬が支払われます。民間資金によって社会的コストを削減する事業が実施できれば、行政コストも削減されるうえ、資金提供者がリターンを受けることができるという仕組みであり、事前に設定された目標が達成されない場合、行政から資金提供者への支払いは発生しません。対象とする社会課題の性質、施策を行う事業者、目標の設定、評価機関、そしてそれらを管理する中間支援組織のいずれもが重要な要素となります。SIB は、行政と事業者による成果連動型支払と民間資金活用を組み合わせたスキームであり、民間資金活用を除いた成果連動型支払と合わせて成果連動型委託契約の手法の一つです。2010 年に大幅な公費削減や業務見直しを迫られたイギリスで始まり、現在は欧米を中心に世界 20 か国で 80 案件 300 億円以上の規模で実施されています。

13) インパクト・インベストメントの定義は国際的に見てもいまだ確立されていません。確実に言えるのは、従来の投資が経済的収益の最大化という単一の目的を追求するのに対して、インパクト・インベストメントでは各々の投資家が経済的収益に加え社会環境問題の解決など多様な目的を有していることです。このような投資行動が現れた背景には、経済的収益と社会環境問題の解決を対立概念ではなく協調概念として捉えようとする世界観があります（菅野文美 2013）。

文献

Chang, Eun Ji., Brundage, C Suzanne., Burke, C Gregory and Chokshi., A Dave ., *Convenient Care: Retail Clinics and Urgent Care Centers in New York State,* united Hospital Fund, 2015.

Department of Health, *Our Health, Our care, Our Say: a new direction for community services,* DoH, 2006.

Department of Health, *Making Quality Your Business: Guide to the Right to Provide,* DoH, 2011.

DTI, *Social Enterprise: Strategy for Success,* 2002.（https://senscot.net/social-enterprise-unit-update/）.

National Audit Office（https://www.nao.org.uk/）.

National Audit Office, *Establishing Social Enterprise under the Right to Request,* NAO, 2011.

Social Enterprise Unit, Department of Health and Social Enterprise Coalition, *Social Enterprise-Making a Difference: a Guide to the Right to Request,* 2008.

Social Investment Business Social Enterprise Unit（https://www.goodfinance. org.uk/investors-advisors/social-investment-business.）

Urgent Care Association of America, *Urgent Care Industry Information Kit,* 2013.（http://c.ymcdn.com/sites/www.ucaoa.org/resource/resmgr/Files/ UrgentCareMediaKit_2013.pdf.）

浅川哲郎・室岡祐司「医療における新しい展開について：コンビニエント・ケアとメディカルツーリズム」九州産業大学産業経営研究所『九州産業大学産業経営研究所報』第 49 号、2017 年 3 月、pp.1-10。

株式会社川原経営総合センター『海外における医療法人の実態に関する調査研究 報告書』厚生労働省医政局委託・平成 28 年度医療施設経営安定化推進事業、2017 年 3 月。

公益財団法人公益法人協会『2006 年英国チャリティ改革後の変容調査　報告書』2015 年 4 月。

菅野文美「インパクト・インベストメント──新興国市場を勝ち抜くための新しい智慧──」日本総合研究所『ＪＲＩレビュー』Vol.9、No.10、2013 年、pp.90-103。

松浦京子「世紀転換期イギリスにおけるヘルス・ヴィジティングの転換と保健医官」京都橘女子大学研究紀要編集委員会編『京都橘女子大学研究紀要』22 号、1995 年、pp.174-155。

松浦京子「十九世紀後半のイギリスにおける巡回訪問看護──リバプール・スキームとランヤード・ミッションの活動を中心に──」京都橘女子大学研究紀要編集委員会編『女性歴史文化研究所紀要』23 号、京都橘女子大学女性歴史文化研究所、2015 年、pp.45-66。

守屋美由紀・津島ひろ江「学校に配置された看護師の職制と職務に関する一考察」川崎医療福祉学会『川崎医療福祉学会誌』Vol13、No.1、2003 年、pp.127-131。

第4章 ビクトリア・ロード・ヘルスセンターの実践 (サンダーランド)
── Victoria Road Health Centre：プライマリケアの中核としての GP

1. サンダーランド市と GP センター

サンダーランド

　サンダーランド（Sunderland）は、イギリス・イングランドのタインアンドウィア州（Tyne and Wear）にある港湾都市です。この州は 1972 年の地方自治法（en）に基づく 1974 年の行政区画改編により成立しました。サウス・タインサイド区、ノース・タインサイド区、ニューカッスル・アポン・タイン市、ゲーツヘッド区、サンダーランド市の 5 行政区で構成されています。1986 年に州議会は廃止され、その権力のほとんどが区へ移譲されましたが、州自体は名目上の州として残っています。

　サンダーランドはイングランドの北東海岸に位置しており、生活

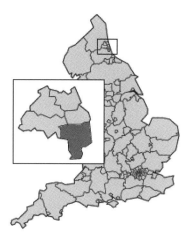

（出所）https://ja.wikipedia.org/.
図 4-1　サンダーランドの位置

や仕事の場として活気に満ちた都市です。人口は30万人で、リーズとエディンバラの間にある都市の中では最大のものです。ロンドンから電車で3時間半、エディンバラから2時間の距離にあります。素晴らしい公共設備、心地よいビーチと公園があるイギリスでもっとも魅力的な地域の一つです。サンダーランドは臨海産業地帯で、海岸リゾート地としても栄えています。

サンダーランドはウィア川の河口に位置しています。都市が成立した時期は、ウィア川北岸にベネディクト会の修道院が設立された674年以降と考えられています。サンダーランドは北海に面しており、伝統的には造船業と石炭の採掘が盛んでしたが、造船工場は1988年を最後に閉鎖され、炭鉱も1994年に閉山されました。現在ではエレクトロニクス、自動車、化学、製紙業の最新の工場施設が稼動しています。

英国日産自動車製造会社（Nissan Motor Manufacturing (UK) Ltd, NMUK）は、1984年4月に設立された日産自動車のイギリスにおける自動車生産を行っている企業で、タインアンドウィア州サンダーランド市にサンダーランド工場を有します。日産のヨーロッパでの自動車生産を行っており、サンダーランド工場はイギリス最大の自動車工場です。

「かつて炭鉱と造船で栄え労働者階級の街として誇った面影」はなく、「日産による大投資が行われているものの、それが労働者に恩恵をもたらすことはなかった。そこでは東欧から押し寄せる移民（置換）労働者が大量に雇われた。その理由はもちろん、現地労働者より低い賃金でかれらを働かすことができる点にあった。その結果、サンダーランドの失業率はレファレンダム前に7％に高まった。それはイギリス全体の平均をはるかに上回っていた」と、尾上は述べます（尾上2018：361）

Victoria Road Health Centre

私たちは、2015年11月5日、サンダーランドのビクトリア通りにあるNHSクリニックビクトリア・ロード・ヘルス・センター（Dr. Stephenson and Partners The Health Centerというが、本書では「Victoria Road Health Centre」という）を訪問しました（写

第4章　ビクトリア・ロード・ヘルスセンターの実践（サンダーランド）

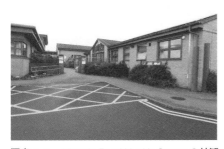

写真 4-1　Victoria Road Health Centre の外観

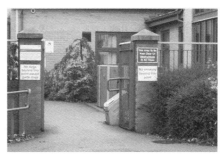

写真 4-2　ビクトリア・ロード・ヘルス・センターの入り口

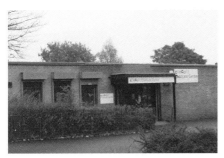

写真 4-3　併設のチャイルドケア・センター

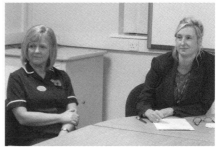

写真 4-4　プラクティス・マネジャーのジューンさん（写真右）

真 4-1、4-2）。センターにはチャイルドケア・センター（Childcare Centre）が併設されていました（写真 4-3）。

　ビクトリア・ロード・ヘルス・センターへの訪問は 16 時頃でしたが、待合室には 30 人ほどの患者がいました。その日は診察中のため GP（general practitioner, 一般開業医）とは話はできませんでしたが、プラクティス・マネジャー（Practice Manager, 実務マネジャー）のジューンさんと看護師が私たちに対応してくれました（写真 4-4）。

　センターの GP に登録している患者数は 12,200 人です。チームには 30 人のメンバーがいます。GP Registrar（Secretary of State の指導の下で、GP としての訓練を受けている GP のこと。GP として完全に登録されている）1 人と、GP Retainer（毎週、最大およそ半日の 4 セッション分の医療サービスの提供を行うようにパート

75

ナーシップによって、雇用されている GP のこと）3 人の合計 4 人
の GP が出資して、ヘルスセンターを運営しています。それとは別
に 3 人の契約あるいは給料制の GP がいますので、7 名の医師で診
療しています。

イングランド全体の GP 数

　参考に、イングランド全体の GP 数の推移を表 4-1 に示しました。
　GP はプライマリー・ケアの中核であり、患者が最初にアクセス
する重要な存在です。まず、GP のデータを表 4-1 からみると、注

表 4-1　GP 数の推移（イングランド：1995-2005）

（単位：人・%）

	1995	1996	1997	1998	1999	2000
全数	＊	＊	＊	＊	30,959	31,369
契約あるいは 給料制の GP	26,829	26,970	27,200	27,489	27,681 (89.4)	2,7791 (88.6)
GP Registrar	1,404	1,305	1,343	1,446	1,520 (4.9)	1,659 (5.3)
GP Retainer	＊	＊	＊	＊	972 (3.1)	1,117 (3.4)
その他	636	841	846	762	786 (2.5)	802 (2.6)

	2001	2002	2003	2004	2005
全数	31,835	32,292	33,564	34,855	35,944
契約あるいは 給料制の GP	27,938 (87.8)	28,117 (87.1)	28,646 (85.3)	28,781 (82.6)	29,340 (81.6)
GP Registrar	1,883 (5.9)	1,980 (6.1)	2,235 (6.7)	2,562 (7.4)	2,564 (7.1)
GP Retainer	1,150 (3.6)	1,110 (3.4)	971 (2.9)	770 (2.2)	642 (1.8)
その他	964 (3.0)	1,085 (3.4)	1,712 (5.1)	2,742 (7.9)	3,398 (9.5)

注1) 各年度の構成割合は、四捨五入の関係で必ずしも 100.0%にならない。
注2) GP Registrar（Secretary of State の指導の下で、GP としての訓練を受けている
　　GP のこと。GP として完全に登録されている）。
注3) GP Retainer（毎週、最大およそ半日の 4 セッション分の医療サービスの提供を行
　　うようにパートナーシップによって、雇用されている GP のこと）。
（資料）森宏一郎（2007：22-23）を一部改編。

第4章　ビクトリア・ロード・ヘルスセンターの実践（サンダーランド）

目すべき点が2つあります。森宏一郎は、「一つ目は、わずかながらGP数は確実に増加してきている。GP数は増加しているものの、医療サービスに対する需要の増大に比較すれば、不足しているということであろう。二つ目は、契約あるいは給料制のGPが全体の8割超を占めるということである。このことは、GPを確保するためには、国家がGPをどのように評価し報酬を与えるのかということと密接に関係してくることを意味している」（森 2007：22）と述べています。

報酬と費用

　1日の来院患者数のデータはありませんが、1週間に来院する患者数は約1,000人です。クリニックは朝7時に開院し、夕方6時まで診療します。これはこの地域の診療時間であって、診療時間はGPによって違います。この地域の人たちは「早く閉まってもいいから早く開けてほしい」と要望しているので、その時間になっています。

　シニアパートナーのGPの年齢は60歳代で、もう少しで定年ですがこの国の定年は普通65歳が目安ですが、必ずしも定年退職する必要はありません。「ずっと長くここで働いていてくれているので、定年で辞めずに働いていてくれた方が、私たちは楽です」とジューンさんは言っていました。

　NHSから報酬がどのようにセンターに入って来るのか。患者1人当たり年間70ポンド（13,039円。2015年11月の月間平均レート1ポンド＝186.27円で計算）という金額がベーシックなNHSからの報酬です。これは1人当たりということで、患者が何回診察に訪れてもまったく訪れなくても回数に関係はありません。それがベースになっていて、「結果次第の報酬」が加えられる仕組みになっています。診療所は、必須サービスと付加サービスを合わせて、登録患者数とその属性、費用にかかわる要因に対応した包括支払いを受けます（Department of Health 2004）。この際、診療の質と成果の評価枠組み（Quality and Outcome Framework, QOF）による評価によって、支払いに報償が付け加えられます（多田羅 2008）。エンハンス・サービス（enhanced services）という追加サービス

もあります。基本に含まれない特別なサービスに適用されます。たとえば、子どもの予防接種や子宮がん検診など約25項目の特別サービスがあります。クオリティ・アウトカムの例でいうと、慢性病（chronic disease）は通常はスペシャリストナース（Specialist Nurse）[1]が先導するシステムになっています。

そういったファンド（fund, 財源）が何に使われるかというと、センターの家賃、光熱費、スタッフの給料、そういったものがファンドからだされます。ベースとなる1人当たり70ポンドと2つの追加金のすべてを合わせたものがファンドとなり、センターで必要なすべてのものに支払われます。ベーシックとなる1人当たり70ポンドだけでは大した金額にならないからです。

救急を含めて全部予約診療

毎日7名の医師が勤務しているかというとそうではありません。1人は女性の医師で、パートタイムです。週末や夜間に家まで診療に来てくれる往診のサービスがありますが、それはサンダーランドでは専門の時間外GPが担当します。センターは土日は休みですから医師たちも休みです。

救急を含めて全部予約診療です。1週間に来院する患者数1,000名のうち、当日診てほしいという予約枠（Reserved slots）が確保されています。あくまで事前予約が前提ですが、当日に具合が悪くなった人用の枠（slots）も用意されています。しかし、そのスロットも予約制なので、全員予約が必要となるわけです。午前中と午後に20人ずつで、全部で40人なので、1週間だとだいたい200人という数になります。その分を空けており、それが緊急の人たちが入れるスロットです。

センターにはアンビュランス（Ambulance, 救急車）はありません。外の看板に「Ambulance & Disabled Parking」（救急車＆

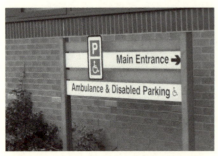

写真 4-5　Ambulance & Disabled Parking の看板

第 4 章　ビクトリア・ロード・ヘルスセンターの実践（サンダーランド）

身体障害者用駐車場）（写真 4-5）と書いてありますが、別に予約な
し（ウォークイン，walk-in）の人たちがどんどん来るわけではなく、
予約（appointment）で来た患者を病院に運ばなければならない時
に、救急車が停車する場所を確保しているということで、「ここに駐
車しないでください」という意味です。センターにはウォークイン
の仕組みはなく、すべて予約制です。通常 GP ではウォークインは
ありません。ウォークイン・センター（駆け込みセンター）は別個
のものになります。

胸部疾患が多い地域

　心電図やレントゲンなどの検査は、通常は病院で行いますが、
ECG（心電図）とスパイロメーター（肺機能検査）はセンターに
あるそうです。細胞を採取してラボに送るサービスもあります。超
音波（エコー＝ウルトラサウンド）はもっていないそうです。検査
機器を持っている GP と持っていない GP で点数（収入）が違うと
か、GP の中でも種類がわけられているとか、そういうことはあり
ません。地域差というよりも GP による差のようです。NHS イン
グランドとして支払われる報酬には地域差はなく、平均すると大体
どこも 70 ポンドです。

　「どのような疾患が多いのか」、聞いてみました。すると、呼吸器
疾患が多いそうです。石炭の採掘エリアだったため、胸を患った人
たちが多いそうです。男たちの胸部疾患と、夫の服を洗わなければ
ならない妻たちが二次的吸引で胸を患い、男女とも多いそうです。
それから建築です。この辺りに多い建築が、アスベストを多く含ん
でいる年代に作られたという背景があります。

2.　NHS と GP

イギリスの NHS 組織

　NHS の基本的な組織は、プライマリ・ケア（初期治療）とセカ
ンダリー・ケア（二次治療）に分けられます。プライマリ・ケアは、
General Practitioner（GP）、NHS ウォークイン・センター（駆け
込みセンター）、NHS ダイレクト、歯科医師、眼科医、薬剤師、救

命・救急によって組織されています。ちなみに、GP とは、NHS の最前線に位置する小規模な開業医院や診療所の医師を指しており、かかりつけ医と同義です。国民は特定の GP に登録しており、必要なときにコンタクトをとって診療を受けることとなります。セカンダリー・ケアは、救急ケア（救命・救急）、救急車トラスト、NHS トラスト（NHS 病院を統括）、精神医療トラスト、ケア・トラスト、FT（ファウンデーショントラスト）から組織されています。ここでは、プライマリ・ケア・トラストが地域ごとに評価したニーズを委託して治療を行っています（図4-2）。

GP と病院との関係

私たちが訪問したビクトリア・ロード・ヘルスセンターのように、7人の GP とスタッフ 30人の規模は一般的なのか、あるいは1人の GP でやっているクリニックが多いのか聞いてみると、同じくら

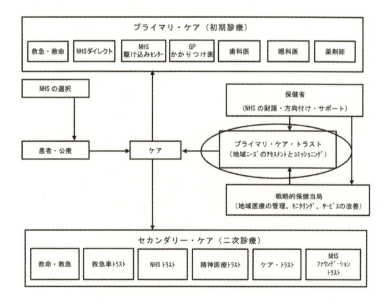

（資料）NHS 及び監査局 HP より作成。

図4-2　イギリスの NHS 組織図

いの規模のクリニックはサンダーランドには4～5つしかないそうです。ほとんどはもう少し小さな規模で、1人で診療しているGPもたくさんいて、登録している患者数が2,000前後のところが大多数です。

　イギリスではGPと病院の連携をどのようにして取っているのか、聞いてみました。「こちらでは連携しないことはありません」が答えでした。シティホスピタルでのトレーニングなどもあり、患者を優先する教育とトレーニングが行われているので、一般的にはGPと病院との関係は良好です。そしてGPがリファー（refer, 照会）するということは、必要性があってのことと認識されているので、病院がGPと連携しないことなど、この国では起こり得ません。GPのリファーをリスペクトするという意味でいえば、それはどのGPもリスペクトされているべきで、まだ日の浅いGPであろうが経験豊富なGPであろうが、GP自体がリファーしたという事実がたいへんに重要なことだと認識されています。

GPのトレーニングコース

　GPがクリニックを辞めることやクリニックを移る主な動機は何か、聞いてみました。答えは、お金が原因で移ることはすごく少なく、「収入と自分の時間との兼ね合いで、忙しすぎるから、もう少し自分の時間が欲しい」ということで、パートタイマーとなり働く時間を減らしたり、もう仕事はやめようということはあるとのことでした。

　センターで働くGPのトレーニングコースもあって、それを修了した人たちはいったん別の所に行ってもまた帰ってくることができるスキームがあるそうです。このコースは、GPにはとても魅力的なトレーニングでプラスになっています。たとえばメンターをGPに付けたりもするそうです。そうすると、リクルートにすごく有利だそうです。さらに「7人の医師では足りないという認識ですか」と尋ねてみました。「看護師が出来る仕事もたくさんありますから、十分だと思っています」との答えでした。慢性疾患の患者さんの来院回数は多いですが、それは看護師の担当になるので、医師の負担にはなりません。看護師は6人います。医師になろうとしている看

護師もいますし、トレインド・ナース（Trained-Nurse）[2] という有資格の看護師が 3 人、それからヘルスケアアシスタント（Health Care Assistants, HCAs）[3] が 3 人います。

キャメロン（David Cameron）政権になって CCGs（Clinical Commissioning Groups, 臨床委託グループ）[4] ができましたが、GP への影響はあったかというと、全くありませんでした。病院との関係でセンターの医師が病院に加わって、色々な話をしたりコミッションしたりすることはありました。センターの医師は、仕事ばかり増えてプライベートの時間がなくなるのが嫌で、CCGs をやめてしまいました。

3. 多職種連携

多職種連携

訪問診療もしています。何人くらいの患者さんのところに行くのか、臨時で行くのかは、1 年の内のいつかによって変わります。医師だけで行くのか、看護師も一緒に行くのか、聞いてみました。看護師と医師が行える領域が違うので、医師が訪問して看護行為が必要だと判断した場合には、コミュニティナース（Community Nurse）に連絡を取って、GP のナースではないコミュニティナースが行くようにしてもらいます。一緒に出掛けることはありません。GP とは関係のない看護師です。

処方箋を出せる看護師も何人かいます。GP は診療上の相談をしたりしますが、看護師と医師が 1 人の患者さんを一緒に見ることはしません。患者が自身で登録した GP に会いに行くことになります。若い医師が年輩の医師に診断についてコンサルテーションしてもらうことはありません。GP 同士でそういった差は実はありません。「契約あるいは給料制の GP は、GP Registrar の経験値と同じです」という答えです。

クリニックにお金を出資しているので、パートナーと呼ばれているのであって、経験でパートナーになっているわけではありません。ですから事業に参加しているからとか雇われているからという違いで、GP のクオリティでランクが付けられているわけではありませ

第4章　ビクトリア・ロード・ヘルスセンターの実践（サンダーランド）

ん。

　医師同士のミーティングはあります。医師が持つミーティングは多岐にわたります。医師だけのものではなく、すべてのスタッフを集めるプラクティス・ミーティングや、ビジネス・ミーティング、地域の医療職の人たちとの多職種ミーティングの場合もあります。

GP 研修

　GP の資格の更新はありません。スタンダードなチェックは毎年ありますが、資格がなくなることはありません。GP の仕事がきちんと行なわれているかどうかは、NHS イングランドが定めているガイドラインがあります。

　日本の開業医は、医師会が定める勉強会など夜や土日は忙しくなることもあります。イギリスでもそういう定期的な会合はあるのか聞いてみました。タイムアウトタイムイン（"Time-out""Time-in"）[5]と呼んでいて、サンダーランドの一カ所に医師が集まって、そこでコンサルタントの人たちからセミナーを受けたりする会がもたれているそうです。水曜日の午後に月一回開かれているそうです。それは GP のトレーニングだけでなくナースのトレーニングの時もあれば、時にはアドミン（Administrator, アドミニストレータ＝管理者）の人たちのトレーニングの時もあります。時間外診療を専門にやっている GP もいるそうです。水曜日の午後、GP がトレーニングを受ける時は、時間外専門 GP が仕事をカバーします。時間外のGP は、どうして時間外専門 GP を選ぶかというと、たぶん収入がいいからです。

リスペクトされる GP

　イギリスでは GP は明らかにリスペクト（respect, 尊敬）されています。「勤務医の給与は経験年数に関係なく一緒か」を聞きました。答えは「GP によってそれぞれ経営されているので、給料のシステムはその GP によって違います。ですからここでは GP の給料はこうだとはちょっと言えない」ということでした。しかし、「高めに設定しないと誰も来てくれないので」という一言もありました。いくつかの GP には魅力的な場所もありますし、そうでない場所も

83

あります。

　GP Retainer も登録です。契約あるいは給料制の GP も 1 人あたり 2,000 人です。この人はたくさん患者を診ているからたくさん収入があるということではありません。診る患者数と収入は関係ありません。働く内容としては、契約あるいは給料制の GP は、午前中に 16 人、午後に 16 人、もしかしたら 2 人くらいハウスビジット（House Visit, 訪問）があるかもしれませんが、そういうふうになっています。

　患者からの苦情を生かしたり、市民がこのセンターに参画する形態はあるのかを聞きました。答えは、「システムがある」とのことでした。ペーシェント・フォーカス・グループ（patient focus group）というシステムです。またアンケートも行っています。たとえば、「あなたの友達、あなたの家族にこの GP をすすめますか」というような、サーヴェイもやっています。「もちろん文句だけではなくお褒めの言葉もいただきます」とジュリーさんは言いました。

4.　センター内の視察

アドミニストレーション部門

　写真 4-6 は、センターの収入の足しになるというリストです。これらをクリアすると、ベースの報酬にプラス・アルファされる、追加収入の大切なリストです。

　写真 4-7 は、アドミニストレーション部門です。病院からレセプトが来ます。それをスキャンしてコンピューターに取り込んでいます。また、奥の女性 2 人は患者からの予約を受け付けていました。

　紙カルテがまだ残っていましたが、これは昔使っていたものです（写真 4-8）。今はすべて電子化されていますので、紙カルテではありません。

処方看護師

　写真 4-9 は、処方の専門看護師（処方看護師）です。約 1,000 枚の処方箋がここで書かれます。イギリスでよくあるのが、ドラッグストアチェーンのブーツ（Boots）と提携して、繰り返しの処方箋

第4章　ビクトリア・ロード・ヘルスセンターの実践（サンダーランド）

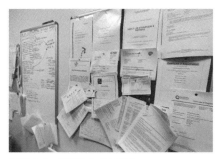

写真 4-6　追加収入のリスト

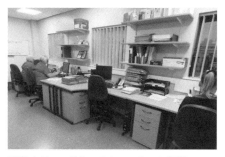

写真 4-7　アドミニストレーション部門

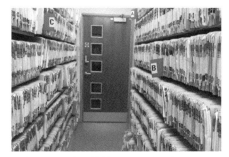

写真 4-8　現在は使用されていない紙カルテ

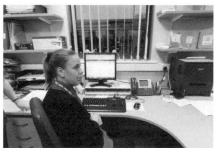

写真 4-9　処方看護師

の場合は、ブーツのほうからセンターに「○○さん（患者）の薬がもうすぐなくなります」と連絡してくれます。コンピューターが全部処方の処理をしてくれるシステムがあります。ここでもそれを使っています。リピートなので、診察しなくてもかまいません。たとえば、コレステロールの薬などは、症状が変化しませんので、1〜2年に1回、チェックすればそれで OK といったものです。非常に便利です。

診療部門
　写真4-10は、医師の診察室です。患者がリラックスできるように、部屋の中は広くてゆったりとしています。
　マイナー・サージェリー（手術）室があり、センター内の視察の

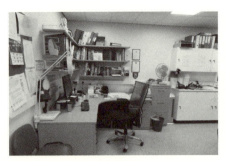
写真 4-10　医師の診察室

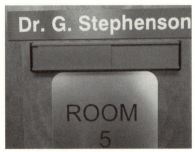
写真 4-11　Dr. G. Stephenson の部屋

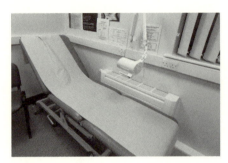
写真 4-12　診察台

　途中に GP と出会いました。「日本から来た」というと、歓迎してくれました。マイナー・サージェリー室の横のドアには、今日はカウンセラーがいますので、「Do not Disturb（邪魔しないでください）」と書いてありました。
　「Jo-Anna H.C.A」と書いてあるヘルスケアアシスタントの部屋もありました。また別の GP（ドクター）に会いました。
　写真 4-11 は、GP Registrar（Secretary of State の指導の下で、GP としての訓練を受けている GP のこと。GP として完全に登録されている）の Dr. G. Stephenson の部屋です。ほかの部屋と比べて少し大きめでした。中には診察台がありました（写真 4-12）。「Practice Nurse-Sandra」のプレートがかかった部屋は看護師の部屋です。

86

第 4 章　ビクトリア・ロード・ヘルスセンターの実践（サンダーランド）

視察している時に、医師が受付に行くのが見えました。イギリスでは、医師が自分の患者を自分の部屋に迎え入れるちょっといいマナーがあります。しかしこれはどこの GP でもやっているわけではなくて、テロップがでたら、患者が自分で行かなければいけないところもあります。普通は部屋から出てきて、GP が患者を受付まで呼びに行きます。とてもフレンドリーで、日本人には驚きです。採血室もありました。

待ち時間は 10 分

予約制ですが、患者の待ち時間を聞いてみると、20 分の場合もありますが、普通は 10 分だそうです。「患者さんに必要なだけ診療時間を取りますので、どの時間かで待ち時間は変わります」とのジューンさんの答えでした。そして、大体時間通りだとも言いました。キャッチアップスロット（catch up slot）といって、隙間を少し開けておくことで、そういった遅れが出た時に対処できるようにしています。

注
1）労働党のブレア政権が発足した 1990 年代末、医療の質の向上に向けて、医師の養成数の増加、医師・研修医の負担軽減（労働時間制限の短縮）、外来患者の待ち時間の減少等の改革の中で、医療従事者の業務拡大や新たな職種の創設が必要であるとされ、医師・看護師の養成システムの改革が進められました。2000 年以降、保健省（NHS）の中で、医師の役割を一部担うスペシャリストの設置が進められ、数多くのクリニカル・ナース・スペシャリスト（Clinical Nurse Specialist, CNS）の養成が進められました。しかし、CNS の定義や公的な位置づけはなく、医療機関のニーズに応じて設置されています。看護主任（Sister）の位置を経てなる人が多いので、病棟管理師長 / 看護師長（Matron）レベルと位置づけられ、一般に学士課程の卒業を必要としています（日本看護系大学協議会 2012：83）。
2）Trained-Nurse を有資格看護師と訳している文献もあります。経験によってではなく、系統的な教育・訓練を受けた看護師を指します。英国のリチャーズは、1873 年看護養成プログラムを修了し、米国でその第 1 号となりました。小野尚香（2013）は、「トレインド・ナースは、徐々に看護の職域と職能の拡大に寄与し、治療の場としての病院の改良に貢献し、近代医学の発達によって医師にとっても欠くことのできない存在となっていった。それにともなって、看護職の専門性や社会的資格が強調されていった」と

87

述べています。

3) Health Care Assistant（ヘルスケアアシスタント）は、医療現場で医療行為以外のアシスタント業務を行う人のことで、略して HCA と呼びます。資格が必要な職種で、資格の名称も Health Care Assistant といいます。

4) 臨床委託グループ（Clinical Commissioning Groups, CCGs）と呼ばれ、NHS による医療サービスの大半の委託を行います。これを監督・支援する全国機関の NHS 委託理事会（NHS Commissioning Board, NHS CB）はまた、一次医療など CCGs が権限を持たないサービスの委託も行います（沼知聡子 2017）。

5) 欧米で昔から良く使われているしつけの方法に "Time-out"「タイムアウト」という手法があります。それに対して、最近は "Time-in"「タイムイン」という逆のしつけ方法も話題になっています。"Time-out" を直訳すると「小休止」。何か悪い行動をしたとき、癇癪を起こしている子供を部屋の隅や静かな場所へ連れて行き、そこで少しの時間自分で考えて反省させるということです。子供に罰を与えるのではなく、冷静になって何が悪かったのかを学ばせる機会を与えることです。一方、"Time-in"「タイムイン」は、子供が癇癪を起した時こそ、子供に寄り添い、まずは子供の感情を吐き出させてあげる。その上で、親が何が悪かったかを話すと、子供も素直に聞き納得するというものです。タイムアウトの問題点として、子供との対立関係が深まったり子供の疎外感を増幅させてしまったりという点が指摘されてきました。タイムインは子供に安心感を与え、親子の信頼関係を深める肯定的な方法として考えられています。

文献

Department of Health, *Global sum allocation formula*, London: Department of Health, 2004.

Sunderland City Council（https://www.sunderland.gov.uk/）.

尾上修悟『BREXIT「民衆の反逆」から見る英国の EU 離脱』明石書店、2018年。

小野尚香「近代日本における看護のかたちと看護の意味――京都看病婦学校と私立京都看護学校を例として――（現代医療の諸問題：仏教ヘルスケアの視点から）」佛教大学総合研究所『佛教大学総合研究所紀要』2003（別冊 2）号、2013 年、pp.17-46。

多田羅浩三「イギリスにおける地域包括ケア体制の地平」国立社会保障・人口問題研究所『海外社会保障研究』第 162 号、2008 年、pp.16-28。

日本看護系大学協議会「高度実践看護師制度推進委員会」『平成 23 年度　日本看護系大学協議会事業活動報告書』2012 年 3 月、pp.73-91（http://www.janpu.or.jp/activities/committee/accidental/a-board2/）.

沼知聡子「英国の医療制度改革――連立政権下の政治的妥協が改革の前途を阻む」大和総研『欧州経済』2012 年 7 月 27 日、pp.1-6（https://www.dir.co.jp/report/research/economics/europe/12072701europe.pdf）.

第 4 章　ビクトリア・ロード・ヘルスセンターの実践（サンダーランド）

森宏一郎「イギリスの医療制度（NHS）改革——サッチャー政権からブレア政
　　権および現在——」日本医師会総合政策研究機構『日医総研ワーキング
　　ペーパー』№.140、2007 年 1 月 31 日。

第5章 サンダーランド市民病院 NHS ファウンデーション・トラスト

（サンダーランド）
── Sunder Land City Hospital & Colleagues

1. サンダーランド市民病院トラスト

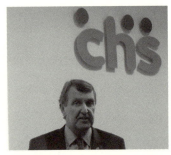

写真5-1 ケン・ブレムナー（Ken Bremner, chief excutive officer）CEO

　2015年11月、サンダーランド市民病院の会議室で、CEOのケン・ブレムナー（Ken Bremner, Chief Excutive officer）さんから病院概要について説明を聞きました（写真5-1）。ブレムナーさんは、「NHS はたくさんの部門を抱えています。NHS に今まで25年ほど勤めていまして、現在の職について11年になります。ですから NHS のことは、すみずみまで知っているとはいいませんけれども、かなりよく内容は熟知しているつもりです」と述べました。

病院の NHS での位置

　「NHS STRUCTURE」（写真5-2）は NHS（National Health Service）の構造を示した組織図です。この図から、サンダーランド市民病院がどの辺に位置していて、そしてまたどれくらいの規模で、実際の業務が行われているか説明を受けました。
　NHS は、国民の税金を使って運営されていることは知られています。国家予算の一部を使っているということで、この予算がいくらくらいになるかは、政治的に決められます。限られた予算をどの部門が分けとるかということになります。たとえば NHS 以外では、防衛費や教育にかかる費用、そういったたくさんの部門があります。それを国民が選んだ政治家が政党を作っていて、その政党で決めた予算を使うわけです。ですからその予算をどのように NHS で使う

第5章 サンダーランド市民病院NHSファウンデーション・トラスト（サンダーランド）

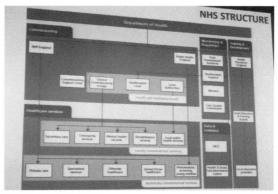

写真 5-2　NHS の構造

かということは、やはりとても重要になります。

「NHS STRUCTURE」図の上半分はコミッション、注文を出す側ということになります。この人たちが出す注文を、たとえばサンダーランド市民病院が受け取って、サービス提供することによって、お金を受け取ることになります。そしてコミッションしている部門というのは、国家予算を分けてもらうわけです。つまり、サンダーランド市民病院 NHS-FT（City Hospitals Sunderland NHS Foundation Trust）が位置しているのは、組織図（「NHS STRUCTURE」）のセカンダリ・ケア（Secondary Care, 2 次医療）になるわけです。

イギリスの医療は 3 つの段階に分かれたサービスを提供しています。まず、プライマリ・ヘルス・ケア（Primary Health Care）、またはコミュニティ・ケア（Community Care）と呼ばれているもので、GP（general practitioner、または family doctor）または地元でのサービスが含まれます。そして 2 番目は、サンダーランド病院がそうであるように、セカンダリ・ケアと呼ばれているサービスです。このセカンダリ・ケアのサービスの中には、病院での治療が主な部分になり、多種多様なサービスがこの中に含まれます。二次医療は病院が担い、専門的医療・精神疾患ケア・救急救命などを提供します。

3 つ目は、ターシュリー・サービス（tarshuri service）と呼ばれているもので、これは特殊で限られた病院でしか行っていないサービスになります。

病院のビジョン

　病院が NHS ヒエラルキー（hierarchy）のどの位置にあるかについては説明した通りです。

　次に、サンダーランド市民病院のビジョンは何かということです。第1は、ファーストクラスのサービスを提供することです。第2は、患者さんから選んでもらえるようなサービスを提供するということ、つまり家の近所にあるからサンダーランド病院に行かなくてはならないということではなく、「サンダーランド病院に行きたいから行くんだ」というように、患者から選択されることです。第3は、それだけのクオリティ（quality）をもつことです。そのクオリティに焦点を当てて、患者さんの期待に応えられるような、そういったクオリティを保つことです。最後は、スタッフを雇うときに、最高のクオリティをもつスタッフを雇うことです。この4点がサンダーランド市民病院のビジョンです。

病院の5つの価値

　第1は、サービスのクオリティです。これは患者さんをその中心にもってくることで、サービスの向上をはかります。そして第2に、患者さんを治療して、いつもこの病院の中で安全に保つということ、第3に、その患者さんたちをなるべく早く治療するということ、また第4に無駄なお金を使わずに本当に必要なところにお金を使うということ、第5にスタッフのサポートのための色々なプログラムを開発して、その人たちがここで働くことを誇りに思えるような職場にすることです。この5つがサンダーランド市民病院のバリュー（Value, 価値）です（写真 5-3）。

病院の概要（各指標）

　写真 5-4 が、病院の各数字です。この組織というのは主に2つのサイトに分かれています。まず、私たちが訪問したサンダーランド・ロイヤルホスピタル（Sunderland Royal Hospital, SRH）です。サンダーランド・ロイヤルホスピタルは、サンダーランド、タインとウェアの急性期総合病院です。ここから2マイルほど離れたところに、サンダーランド眼科診療所（Sunderland Eye Infirmary,

第5章　サンダーランド市民病院NHSファウンデーション・トラスト（サンダーランド）

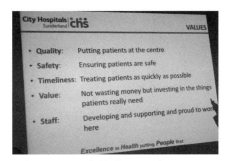

写真5-3　5つの価値（VALUES）

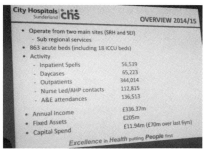

写真5-4　病院の概要（各指標）（Overview 2014/15）

表5-1　The membership figures for each of the constituencies and classes are given in the table below

Class/Consituency	2009/10	2010/11	2011/12	2012/13	2013/14	2014/15
Patients	2,810	3,677	4,029	4,312	4,508	4,687
Public-Sunderland（1）	4,778	4,533	4,639	4,825	5,019	5,031
Public-North East（2）	310	1,020	1,231	1,240	1,151	1,253
Staff：						
Medical&Dental	300	299	305	320	330	334
Clinical	1,946	2,007	2,019	1,949	1,883	1,993
Other	2,223	2,264	2,191	2,337	2,224	2,159
Total	12,367	13,800	14,414	14,982	15,115	15,457

Notes：
1 Residents of the electral wards of Sunderland Council.
2 Residents of the electral wards of the North East of England（excluding Sunderland）.
（出所）City Hospital Sunderland NHS Foundation Trust, *ANNUAL REPORT 2014/15* ,p.187.

　SEI）があります。それぞれの病院の患者数とスタッフ数については、表5-1を参照してください。
　そして、その2つの病院がカバーしている診療エリアは、サンダーランドに限りません。サンダーランドだけではなく、タイン側の南の部分、またゲーツヘッド（Gateshead Council. イギリスのタイン・アンド・ウィアにあるタウンで、ゲーツヘッド自治市の中心地）というエリア、またそれ以外の地域からの患者さんにも医療提

供しています。そういった広範囲にわたるエリアを併せ持つのとあわせて、地元のもう少し小さなコミュニティのための部署というのも存在します。

　病院を2つあわせた中で、大部分はサンダーランド・ロイヤルホスピタル（SRH）ですが、病床数は 863、そのうち集中治療室は 18床です。実際どれくらいの患者数を扱っているか、2つの病院をあわせた1年間の数です。入院患者数（Inpatient Spells, 患者が一晩以上病院で過ごす）は 56,539 人、そして入院せずに病院に来て手術を受けて帰る、1日以内しかいないという人たち（daycases）の数は 65,223 人、そして外来（Outpatients）数は 344,014 人です。看護師主導の AHP contact（Nurse Led/AHP contacts）は 112,815人になります。

　一番興味深いのは救急車で運ばれてくる、もしくは救急外来に何らかの方法で来る、アクシデント・エマージェンシー、救急の部門（A&E attendances）です。そちらは 136,513 人という数字で、イングランド北東部にある病院のなかで、おそらく一番、そして国内で考えても、おそらく一番忙しい病院のひとつです。

　サンダーランドの人口が 28 万人ですから、この数をすべて合わせると、サンダーランド市民は1年のうち3回は病院を訪れているという計算になります。

　収入（Annual Income）は1年の予算が 336.37 ミリオンポンド（1ポンド＝186 円で計算。625 億 6,482 万円）です（表 5-2）。それからフィックスド・アセッツ（Fixed Assets）はもっている財産ということで、これは主に建物の価値のことです。建物の価値が現在のところ、205 ミリオンポンド（381 億 3,000 万円）、そしてそういった建物の中の調度や修繕するなどのキャピタル・スペンド（Capital Spend）が 11.9 ミリオンポンド（22 億 1,340 万円）、過去の6年間で 70 ミリオンポンド（130 億 2,000 万円）というお金が使われていて、その 70 ミリオンというお金は大きな建物ではなく、いくつもの建物にわたります。

病院スタッフは5000人

　写真 5-5 がスタッフに関する資料です。この病院では 5,025 人の

第5章 サンダーランド市民病院NHSファウンデーション・トラスト(サンダーランド)

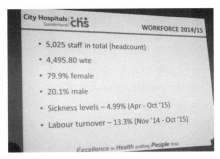

写真 5-5 WORKFORCE 2014/15

表 5-2 YEAR AT GLANCE：2009-2015

	2009/10	2010/11	2011/12	2012/13	2013/14	2014/15
Inpatients	59,565	57,735	58,761	58,698	54,163	56,539
Day cases	53,246	56,010	61,922	60,454	62,978	65,223 (1)
Outpatients (Consultant led-New & Review)	314,562	325,465	334,496	332,443	330,965	344,014
Nurse Led/Allied Health Professional/Midwife Activity	157,944	159,526	160,379	157,662	113,736	112,815 (2)
A&E Attendances	112,676	115,388	118,803	125,477	127,226	136,513
Patient Contacts in the Community	225,159	218,319	220,960	239,172	230,251	248,753
Income	£285.64m	£293.94m	£306.02m	£309.55m	£324.32m	£336.37m
Surplus (Deficit)	£1.219m	£2.869m	£3.78m	£1.99m	(£373k)	(£7.896m)
Average Staff Employed (Headcount)	4,995	4,942	4,973	5,051	4,923	5,119

Notes：
1. The increase reflects our cobtinued drive to offer more treatments on a daycase basisto prevent patients from having an inpatient stay.
2. The Reduction in activity reflects a change in maternity whereby only the first contact for each pathway is counted rather than each individual attendance.
(出所) City Hospital Sunderland NHS Foundation Trust, *ANNUAL REPORT 2014/15*, p.5.

スタッフをかかえています。これをトレンドで見たものが表5-2です。約5,000人から増加していることがわかります。そのうちフルタイムで働いている人が4,500人、そしてその比率は約80％が女性で20％が男性、ですから主に女性が多い職場ということができます。その次のシックネス・レベル（Sickness Level）とは病欠の割

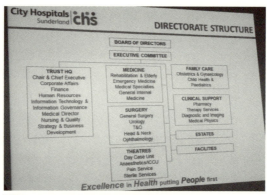

写真5-6　DIRECTRATE STRUCTURE

合です。イギリスは病欠をとる人たちが大変多く、だいたい5％で、少しこれは改善が見られました。公共のセクターで働いている人たちの病欠率はこれよりも少し高めだそうです。だから少し改善されて、いい数字だと認識されているそうです。そしてその次のレイバー・ターンオーバー（Lavour Turnover）というのは、辞めてまた新しい人が入って来るという率です。これは8％から12％が普通ですが、2014年の11月から1年間は現在のところ13.3％という数字がでています。

病院の機構

　写真5-6は、現在の病院の中の機構です。まずボード・オブ・ダイレクター（Board of Director）という集まりがあります。これはこの病院の大きな方針を決めるもので、ブレムナーさんもメンバーになっています（図5-1）。そしてその下に位置しているのがエグゼブティブ・コミッティ（Excutive Committee）で、これはブレムナーさんがチェアを勤めています。実際にその方針をどのように機能させるかという運営にあたるものです。そしてたくさんの部門がこの病院の下に置かれています。その中でやはり一番大きなものは、真ん中に置かれているメディスン（Medicine）の部門（医業部門）、それからその下の手術部門、そしてそれ以外にも色々な部門があります。医業部門ではリハビリテーション、高齢者に対するもの、緊急のもの、専門医学、一般内科です。その下のサージェ

第5章　サンダーランド市民病院NHSファウンデーション・トラスト（サンダーランド）

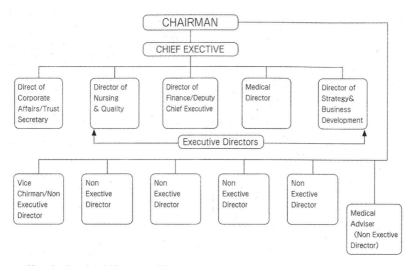

Notes1：Appointed November 2014.
（出所）City Hospital Sunderland NHS Foundation Trust, *ANNUAL REPORT 2014/15*, p.6.

図 5-1　BOARD of DIRECTORS 2014/15

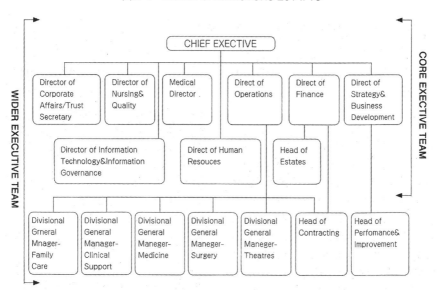

（出所）City Hospital Sunderland NHS Foundation Trust, *ANNUAL REPORT 2014/15*, p.7.

図 5-2　EXECTIVE COMMITTEE/TEAM 2014/15

リーというのは一般の手術、それから泌尿器科、それから T&O（Therapies. Intensive. Care. Central Operating Theatres）は、ヘッド・アンド・ネックは頭と首に関するものということで、他には眼科、外傷、そういった部門です（図5-2）。

　以上のことから、病院の構造がだいたいわかると思います。

2.　サンダーランド市民病院の特徴と機能

　私たちは、以前は看護師寮だったという病院本部の建物（写真5-7）の中で、サンダーランド市民病院 NHS トラストのレクチャーを、ケン・ブレムナーさんから受けました。その後すぐに、キャロル・ハリス（Carol Harries, Truat Secretary, Director of Corporate Affairs）さんの案内で、病院内の視察を行いました。本章は、サンダーランド市民病院（正確には、「サンダーランド・ロイヤルホスピタル（SRH）」ですが、ここでは「サンダーランド市民病院」という）（写真5-8）の認知症病棟、脳卒中病棟、そして救急部門の視察結果について報告します。

チェスターウイング（CHESTER WING）

　私たちの進行方向前方左手に見えてきたのはチェスターウイングという、外来患者さん、マタニティ、それからリハビリテーションのサービスが提供されている建物でした。西暦2000年に女王陛下エリザベス2世（Elizabeth Ⅱ）によってオープンされたそうです。英国では、病院の完成式に王室のメンバーが来ることはわりと普通にあることです。

　チェスターウイングの入口から入ると、ディスチャージラウンジ（退院する人の待合室）が設けられています。これは退院患者がディスチャージラウンジに移動することで、次の患者さんが入院するために、ベッドが空いている状態にしておくことで、ベッドでの待ち時間を減らすことが主な目的です。つまり退院患者は待合室で待っていて、トランスポートを待って、次の患者さんが入院してくる、移動してくるということです。

　その先にはフィジオセラピー（理学療法）をしているところがあ

第5章 サンダーランド市民病院NHSファウンデーション・トラスト(サンダーランド)

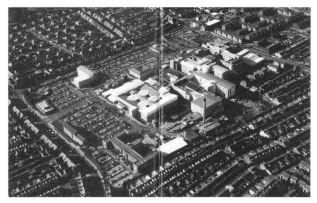

Source：City Hospital Sunderland NHS Foundation Trust, *ANNUAL REPORT 2014/15*, pp.210-211.
写真 5-8　サンダーランド・ロイヤルホスピタル（SRH）の全景

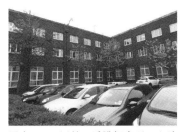

写真 5-7　以前は看護師寮だった建物。現在は病院の本部棟

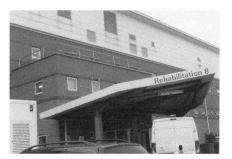

写真 5-9　リハビリテーションの入り口

りました（写真5-9）。サンダーランド市民病院に入院している人たちも来ますし、「ここのフィジオを受けなさい」と紹介されてくる患者さんたちも利用しています。

「ダイエッティシャン」（dietician）と呼ばれる人たちがいて、食事療法のアドバイスをします。その人たちのエリアが設けられていました。ダイエッティシャンたちはサンダーランド市民病院に勤めている人たちだけではなく、普段はGP（General Practitioner, 総合診療医）で働いている人たちも、病院に来たりします。

診療科目の書かれたEntrance8の看板には、「ポダイアトリー（Podiatry）」と書かれています（写真5-10）。ポダイアトリーとはフットケアのことであり、足専門の医療のことを言います。ここに

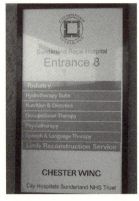
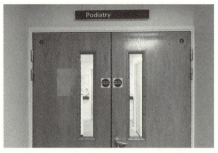

写真 5-10　エントランス 8 の診療科目

写真 5-11　ポダイアトリー (Podiatry) の入り口

は足の障害のある人たちが紹介されてきます（写真 5-11）。

病院の増改築

　キャロル・ハリスさんは、「さき程のところまでが西暦 2000 年につくられた部分、こちらのほうはちょっと古くなったのに気が付かれますか。60 年代から 70 年代にかけて造られた部分に今入って来ました」と言いました。

　病院はどこもそうですが、建て増しで迷路のようになっていることがよくあります。ロンドンの病院でもそうです。でもベッドごと移動できるよう廊下の幅が広くとられていました。

　「今見て頂いている工事中の屋根の下が救急医療の部分です」とハリスさんは言いました（写真 5-12）。16 ミリオンポンド（日本円で 29 億 7,600 万円。1 £ = 186 円で計算）の工費をかけて、現在その部門を新しく造りかえているところでした。完成の予定は 2017 年です。「廊下にベッドがあるのでちょっと異様に思われるかもしれませんが、現在ベッドを新しくしているところで、このベッドはすべて古いベッドです」とハリスさんは言いました（写真 5-13）。

　窓の外に目をやると、ジュビリーウイング（Jubilee Wing）という 5 年前に造られた棟が見えました（写真 5-14）。その中には集中治療室が入っているそうです。「パッと見てすごく大変な工事だと思われるかもしれませんが、ユニット部分をプレハブでつくって、そして外観をつくってから中にはめ込むタイプなので、1 か月くら

第5章 サンダーランド市民病院NHSファウンデーション・トラスト（サンダーランド）

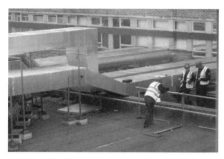

写真5-12 建築中の救急センターの屋根

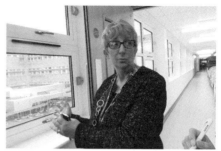

写真5-13 説明するキャロル・ハリス（Carol Harries）さん。廊下には古いベッドが置かれていた

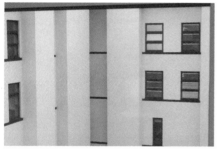

写真5-14 5年前に造られたジュビリーウイング棟

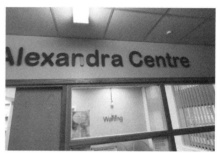

写真5-15 認知症病棟（アレキサンドラセンター）

いで出来上がった」そうです。イギリスでは最近そういう建築方法が多いそうです。外注で全部造ってしまって、現場で組み立てるだけというほうが、工費が安くあがります。

アレキサンドラセンター（Alexandra Centre）

「今から見ていただく部門なんですけれども、認知症のための部門でアレキサンドラという名前がつけられています。これは昔いた王妃様の名前をとっています。もちろんここにいる人たちだけが認知症をもっているわけではなく、ほかのワード（棟）にいる人たちで認知症をもっている人たちもいます。こちらのほうにそういった症状のために紹介されてくる人たちも含まれます」とハリスさんは説明しました（写真5-15）。

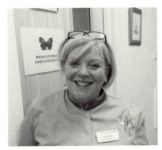

写真5-16 アレキサンドラセンター看護師長のジューンさん

「これがアレキサンドラセンター、認知症の人のための病棟です」。アレキサンドラセンター看護師長のジューンさんが説明してくれました（写真5-16）。

この病棟では、大きな声で患者を刺激するとよくないので、ジューンさんから小さな声で説明を聞きました。ジューンさんは、「今いるところは認知症の人をケアするためにつくられたところです」「ローテック・ハイタッチというのがポリシーです」と述べました。「ローテック」とは、テクノロジーをそんなに使わずに、「ハイタッチ」というのは、人のコミュニケーションを活かした、そういった治療法ということです。

ちょうど、ローテック・ハイタッチのセラピーをやっている最中でした。「かなり治療の効果が表れていて、28.8％の人たちが向上した」と、看護師長のジューンさんから伺いました。私は、「28.8％の何が向上したんですか」と尋ねました。ジューンさんは、「例えば転んだりするでしょ、それが減りました。（転倒が減ったということ――小磯。）歌を歌ったり、ダンスをしたりするそのために、体を動かす機能が向上することがセラピーです。どうぞゆっくりご覧下さい」と述べました。

認知症を患っている人たちは、往々にして自分が予想して期待していない行動に体が勝手に動いてしまうことがあります。たとえば事故的にナースを殴ってしまったり、振り返ったときに物をぶつけてしまったり、そういうことと合せてうろうろしたり動き回ったりする人たちが多いわけです。ジューンさんは、「安定できないので、でもごらんいただけるように、大変皆さん今集中して安定した行動をとっていることに気付かれると思います」と述べました（患者さんの撮影は許可されていませんので写真はありません）。

ガイデッド・ルミネッソン・セラピー

私は、「セラピーの名前はあるんですか」と尋ねました。ジューンさんは、「ガイデッド・ルミネッソン・セラピーと呼ばれていま

す」と言いました。「今は歌を歌っていますけれども、今日のトークの内容は『靴』をテーマにしているわけで、一番最初に子ども靴をだしてその小ささを感じて、昔小さかったことの話を進めます。その次に学校に行くときの靴を持ってきて、『学校の時代はこうですああです』みたいな話をして、またその次には職業のための靴、そういったものを出して、その職業に対するもの、またその職種がこの地域に与えている影響、そういった話ということで、靴をテーマに話を膨らませていくというのがテーマです。今長靴の話もしてたんですよ」。ジューンさんはこう説明しました。

　私たちが見ていた患者さん達は入院患者でした。介護者はいつでもこの病棟に来ても構わないし、家族の人たちも来ても構わないとのことでした。インフォメーションもすべての資料が整えられていました。また、それだけではなく、退院するときにも看板に工夫をしたり、色々な配慮もされていました。

　働く看護師は、すべてそういった認知症のためのスペシャリストというこで、「こういう場合はこうすればいい」というようなノウハウを完全にわかっている人たちだそうです。ですから対患者もそうですし、あとは介護の人たちや家族の人たちへのアドバイス、それにも適応した人たちも雇われています。

　私は、イギリスはパーソン・センタード・ケア（Person Centered Care）ばかりだと勝手に思い込んでいたこともあり、ガイデッド・ルミネッソン・セラピーは全然聴いたことがなかったので意外でした。

認知症の人の視覚は30度の誤差

　私は、スペシャリストの名称は何か、資格なのか尋ねました。ジューンさんは、「エンジ色のユニフォームの人たちがそうです。エルダーライフ・スペシャリスト・プラクティショナー（Elder life Specialist Practitioner）というタイトルです。ピンク色のユニフォームの人は、病院のエルダーライフ・スペシャリスト・プログラム・アシスタント（Elder life Specialist Program assistant）ということで、ヘルパーです」と説明しました。そして、「アキュートホスピタルの中では、おそらくここが唯一この部門をもっている病

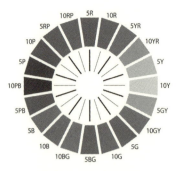

図 5-3　カラーチャート

院です。シャロン・エニウエア（Sharon Inyoua）さんという人が研究をして、そしてエビデンスベースで効果があげられていることを、この病棟で行っているそうです。「エニウエア」というのは苗字で、オーストラリア人の研究者だそうです。

　私は、「みんなの真ん中で今歌って踊っている人もそうなんですか」と尋ねました。「リンダさんという名前で、チャップレイン（チャップレインというのは礼拝の手伝いする人、病院づきのチャップレイン）でした。認知症の人たちというのは視覚に問題がある人たちが多くて、とくに色をみる場合、カラーチャートでみて30度の誤差があるそうです。ですから角にぶつかったり歩いたり行動するときに、家具にぶつかったりする事故、それを最小限に防ぐために、色の違いを30度違って見えることを考慮して、この病棟では色が使われているそうです。

　つまり、認知症の人は色相のチャートを見て、その色から30度くらいまでの色の識別が難しい場合があるのです（図5-3）。私が視野ですかと聞くと、「視野ではなくて、色をカラーチャートにするでしょ。カラーチャートって360度ですよね、たとえば黄色がここで青がここことか。それが30度違ってみえるんです。だから似たような色を隣同士にもってくると、パッと見たときにものが違うように見えないでぶつかったりする事故が防がれるということです」とジューンさんは説明しました。私たちの誰もがそのことを知りませんでした。これはエビデンスベースで、すでに実績が出ている方法だそうです。

第5章　サンダーランド市民病院NHSファウンデーション・トラスト（サンダーランド）

アレキサンダーセンターでは、部屋全体をピンク色に統一していました。ピンク色は患者さんが選んだそうで、明るくなるそうです。

入院期間の限度はない

入院期間は決められるのでしょうか。尋ねてみました。ジューンさんは、「何人入院患者を受け入れるかということにも、その質問がつながると思いますけれども、まず簡単にいってしまうと、期間の期限はありません。何人受け入れるかというと、色々な患者の状態によって、たとえばものすごく手間のかかる患者さんの場合は、たとえばですけれども全体で10人しか受け入れられないとしますよね。症状の軽い人たちばかりが入院してくるときには15人受け入れられる可能性があるということです。また患者さんの状態によって、プログラムのほうも決めまして、たとえばうろうろする落ち着きがない人たち用にはダンスをしたり体を動かすようなプログラムをしたり、そういった工夫をしています。先ほどの質問に戻ると、入院の期間の限度はありません、ということです」。このようにジューンさんは説明してくれました。

こちらのアレキサンドラセンターを最初につくるときに、ボードメンバー（board member, 役員）とエグゼクティブ（executive, 経営幹部）の人たちに、「こういうのをつくりたいです」と、許可を求めたそうです。そのとき最初に返ってきた答えは、「そういうのが病院にあるといいね、でも、必要ないのではないか」という答えだったそうです。でも、実際に作ってみたら、予想していたよりも結果が非常によかったということで、ずいぶん実績のでている成功例のひとつになっているそうです。ハリスさんは、このように説明してくれました。

ストロークユニット「E58」

アレキサンドラセンターを後に、私たちはストローク（stroke, 脳卒中）病棟へ移動しました。ストロークユニットには「E58」と書かれていました。エリアの名前と数字でどこにいるかがわかるようになっています。「E」とは、ABCDEのE病棟のことです。

ストロークユニットではマジメダー先生から説明を受けました

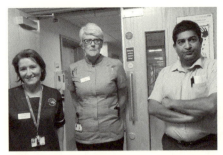
写真5-17　左からデボラーさん、スーリンジさん、マジメダー先生

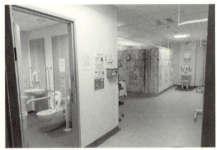
写真5-18　4人部屋とトイレ

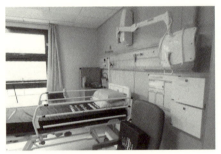
写真5-19　個室

(写真5-17)。マジメダー先生の役割は、高齢者に対する医療、そのコンサルタントをしている医師で、それだけではなく、この病院全体の医療責任者でもあります。現在はそちらのほうが専門だそうです。

看護師長はスーリンジさんです。そして、シスターのデボラー・ハインドマーシュさんです。スーリンジさんは、「デボラーさんがボスで、先生にこれしろあれしろって権限をもってます」と冗談を言って、みんなを笑わせました。

マジメダー先生から説明がありました。「脳卒中の専門病棟に皆さんはいます。ベッドは40床です。脳卒中というと皆さんは年齢が高い人を想像するかもしれませんが、年齢は実は幅が広くて、一番若い患者さんは16歳です。もちろん100歳以上の人もいます。なので、年齢は限りません。進みながら質問があったらその都度対応させていただきますので聞いてください」ということでした。

マジメダー先生から質問がありました。「日本では入院患者さんは男女別になっていますか」。「そうです」と答えました。シングルルームは個室の意味です。シングルセックス(single-sex,(男または女の)一方の性だけの)ではなくて、個室か大部屋かということです。

第5章　サンダーランド市民病院NHSファウンデーション・トラスト（サンダーランド）

　マジメダー先生は、「高齢者の患者さんというのは入院するとき
に、個室を嫌う傾向があります。ですから大部屋に。ということで、
たとえば重病人であるとかケアがすごく必要であるとか、そういっ
た患者さんの状態によって、個室のほうが適している場合があるん
ですね。とくに、亡くなることが予想されている患者さんは、相部
屋の場合はやっぱり周りに気を使いますし、また院内感染を防ぐた
めにサイドボードという横に作られた部屋がありまして、お手洗い
などをそこの部屋の中で済ませるような設備をすべて整えた部屋も
用意されています」と述べました。
　4床室なのにかなりの広さです（写真5-18）。個室もありました
が、広い個室もあれば狭い個室もあるとのことでした（写真5-19）。

多職種のチーム医療で対応
　患者さんの世話をするストロークユニットのスタッフは、もちろ
ん医療従事者ということで医師もいますし、看護師たちもいます。
でも、それ以外に例えばたくさんのセラピストたち、いろんな種類
のセラピストたちも、ストロークユニットで業務にあたっていて、
幅の広いチームで対応しています。
　ソーシャルワーカーもずいぶん重要な地位をしめていて、たとえ
ば入院患者が家に帰ったとき、必要になるケアのアセスメント、そ
ういったものが受けられるように、ソーシャルワーカーとも密な関
係を持っています。そこで色々なケアを病院内だけではなく、その
ほかの部分でも続いたケアができるように手配・配慮しています。
マジメダー先生から、また質問されました。「日本にはソーシャル
ワーカーの立場の人たちは病院にいますか」。「はい、専従でいま
す」と答えました。マジメダー先生は、「そのサービスに関する費
用は、病院の費用とは別に患者さんが負担するわけですか」とさら
に質問したので、「ソーシャルワーカーサービスは病院の職員で、
相談そのものは無料ですけれども、それをやると国からの報酬が入
る」と説明しました。
　マジメダー先生は、「イギリスの場合は病院の中で行われるサー
ビスはすべて無料になっています。これはNHSの保健の制度があ
るからです」と述べました。

107

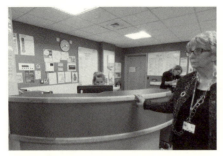
写真 5-20　各棟のハブになっているところ

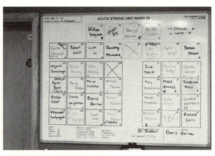
写真 5-21　配置がわかるホワイトボード

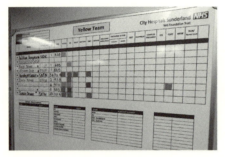
写真 5-22　イエローチーム

赤と緑と黄色のチーム

　スーリンジさんは、「ここが各棟のハブになっているところです（写真 5-20）。色別に 3 つに分かれていまして、レッドウオード（赤いウオード）というのがこの先です。赤いウオードは運ばれてきた入院患者さんはほとんどそこに行くことになりますが、それはモニタリングを頻繁にしなくてはいけない患者さんということで赤です。赤いチームというのは、先ほどお話したようにモニタリングが必要なちょっと大変な患者さんということです。その人たちがある程度して、大分良くなってくるとグリーンチームに移されます。グリーンチームは、そのまま次に退院につながるチームです。もうひとつはイエローチームです。イエローチームは、社会的なもしくはその人の考えで私は個室の方がいいですという人、団体行動には向いていないという人がいたり、感染の危険性があったり、もしくは亡くなる間際という人たちがイエローセクションにいます。だから、イエローセクションは個室になります」。このように説明してくれました。

　枠（組み）の色をみると、赤と緑と黄色があります。ですからどこにどの患者さんがいるかがひと目でわかるようになっています。ハブには必ずジュニアドクターが常駐していて、そのジュニアドク

第5章　サンダーランド市民病院NHSファウンデーション・トラスト（サンダーランド）

ターが各チームの面倒を見ることになっています。ホワイトボードをみると、どこに誰が配属されているかが一目でわかります（写真5-21）。誰かから問い合わせがあったとき、また必要性があったときに、必ず誰がどこで誰の面倒を見ているかが、誰にでもわかるようにシステム化されています。

　写真5-22は新しく作ったボードです。たとえば、この棟にどれだけの日数いるのか、EDD（expected discharge delivery, エクスペクテッド・ディスチャージ・デリバリー）、それからそのあとはPT（Physical Therapist または Physio Therapist フィジオセラピー, 理学療法士）を受けるとかOT（Occupational therapist, 作業療法士）を受けるとか、そういったもの別にみることができて、その人の名前とコンサルタントの名前がみることができます。日数で1とか23とかいろんな日数があります。これがイエローチームということで、感染の恐れがあったり、団体で行動したくなかったり亡くなる間際だったりという人たちです（写真5-22）。

　ホワイトボードを見ると大変わかりやすいです。日本ではこういった仕組みは個人情報保護法の関係で難しいと思われますが、イギリスの病院ではこういうホワイトボードに患者と対応する医療者の名前は普通に書かれているそうです。

中間ケア

　ほとんどの入院患者は、退院したあとに、ソーシャルサービスのお世話になることが多い。そのため、病院づきのソーシャルワーカーが病棟まで来て、入院患者その人なり、もしくはその家族に、どのような世話の可能性があるかという話合いをもちます。そしてその話し合いの結果を家に戻って行うこともあれば、リハビリに必要な手配をしたりもするそうです。英国では、慢性疾病（chronic disease）の人たちと緊急の病気の人たちという2つのカテゴリーが以前から認識されていた体制でしたが、何年か前からその中間のケアというサービスという認識が始まりました。中間ケアというのは、病院で受ける緊急で受けるサービスと、それから慢性病として受けるサービスのちょうど中間にあたるので、その名前が付いています。たとえば病院のこの部門でなくてもいいけれども、セラピー

を受けやすい自宅でなく病院の別の部門で、もう少し医療ではなく簡単に受けられるセラピーを受けられる、そういうのが中間ケアと呼ばれているものです。そういう人たちに、その患者たちがそういう部屋に移動するのを手伝う部門もあります。

医師数と看護師数

　医師数と看護師数を尋ねたところ、マジメダー先生は、「医師数は4人のコンサルタントとジュニアドクターズが4人です」と答えました。スーリンジさんは、「39人のレジスターナース、24人のヘルスケアのアシスタントと呼ばれるナース、ナースは2種類、39人と24人です」と答えました。2人のジュニアシスター、ボードのマネジャーが1人。5人のスペシャリストナース。TIA クリニック（一過性脳虚血発作，Transient Ischemic Attack を発症すると48時間以内に5％の確率で脳梗塞に移行するとされ、TIA 発症後の迅速な対応が求められるようになった）と A&E（救急治療室，ER。Accident&Emergency。イギリスでは大きな総合病院だったら24時間365日、いつでも開いている）、そちらのほうにも行く人たちです。

　例えば、救急車で患者さんが運ばれてきたとします。一番最初に出会うナースがそのスペシャリストの資格をもった5人です。その5人がアセスメントして「ああ、この人はストロークユニットに入ったほうがいい」といえば、その人たちから勧められて患者さんが動くという、そういった特別な係りです。日中は8人のレジスタードナース（registered nurse＝登録看護師。略称は RN。日本では正看護師）と、6人のヘルスケアアシスタント（Health Care Assistants, HCAs）がいます。

勤務形態と遠隔医療

　昼間というのは朝8時から夜8時までです。夜間は数が減って、レジスタードナースが6人、ヘルスケアアシスタントナースは5人に減らされます。食べ物を食べても問題なく飲み込めるかどうかというチェックもします。脳卒中の専門のコースが大学にあって、そのコースを受けた人たちがここで働いています。それが特別なスキ

ルと認識されています。退院時には、コミュニティ・ストローク・チーム（Community stroke team）というサポート組織があり、その人たちがやることは、患者が病院を退院して自宅に戻って、安全性を保てるかをみることです。自宅に戻った後でどのようなセラピーが必要かというアセスメントをする係りです。

　たとえばスピーチ・セラピーを受けたほうがいいとか、どういうセラピーを受けたほうがいいかという、病院ではなくて、そういう自宅に戻ってコミュニティのサービスを、そういったシステムをプログラムを紹介する人たちです。リハビリを自宅で行わずに、もう少し集中リハビリが必要だという人たちのためには、集中リハビリウオード（棟）というものが病院内に設置されています。それは通いです。病院の中ですけれども、デイサービスになります。

　看護勤務形態は2交代です。何人かは朝8時から午後1時、朝8時から午後4時と、色々です。昼間はそうですが、夜のシフトは夜8時から翌朝8時までと決められています。

　脳卒中を患った人に起こりがちな症状のひとつの病気があったとします。それを病院ではなくて、テレビモニターを使って、この病院にいなくても先生に診てもらえるという、そういった制度があります。家にいながら病院とのコネクションを保てるサービスで、テレメディスン（telemedicine, 遠隔医療）です。

3.　サンダーランド市民病院の救急部門

1970年頃に造られた病院の一番古い建物

　ストロークユニットを後に、私たちはキャロル・ハリスさんの案内で救急部門に移動しました。

　移動途中に、1970年頃に造られた病院の一番古い建物がみえました（写真5-23）。サンダーランド市民病院の建物は住宅に囲まれています（写真5-8）。ですから、新しい建物を造るのに敷地を広げることができません。住宅を壊すわけにはいかないので、新しいものを造るときには古いものを壊して、そこに新しいものを造らなければなりません。

　ハリスさんは、20年ほど病院に勤めているそうですが、「何らか

111

の工事をいつもやっていて、工事をしていない年はありません」と言いました。

私たちは、手術室の入り口を横手に、エックス線部門を通り過ぎました。エックス線部門には、外来患者が来る場合もあれば、入院患者が来たりもします。必要があればポーターブル（portable, 携帯用）をもっていくこともあります。

救急部門

私たちが救急に行くと、患者が診療待ちしていました。アクシデント・エマージェンシーは救急なので、24時間診療が普通です。事故＆救急看護師長のジュリーさん（写真5-24）から説明を受けました。ジュリーさんは、「ここに待ち時間がホワイトボードに書かれています。ナショナル・ターゲット、この国の目標が4時間以内に患者さんを診ることになっています。ターゲットはもうクリアしました」と述べました。

4時間以内が目標であることに、私たちは違和感を覚えましたが、サンダーランド市民病院は、もうそれをクリアしたとういうことです。日本人から見たら「そこに問題がある」と思いがちですが、英国ではクリアできていない病院が断然多いです。

ジュリーさんは、「これから冬に向かっていますので、特別な計画をたてないといけない」と言います。というのは、いつも冬になると利用者が増えるからです。かぜとか色々な原因でここを訪れる人たちが増えるわけです。実際に過去の2週間でかなりの数の人たちがA＆Eデパートメントに来ているので、プレッシャーを感じはじめているそうです。

ジュリーさんは、「ここがレセプションエリアです。歩いて、もしくは車でもいいですけれども、こちらのほうに来ている人たちというのは、受付で名前を記録されます。救急車で来た人たちは救急車がそこに着いて、患者がここに運ばれてきて、ブックイン（book in, 予約をとる）されます。救急車が見えていますが、そこに救急車が着いて、運ばれてくるわけです（写真5-25）。すぐに人命救助の手当てが必要になる人のために、5つのベッドが用意されています。ここには5つのトロリー（trolley, 移動ベッド）が入り

第5章　サンダーランド市民病院NHSファウンデーション・トラスト（サンダーランド）

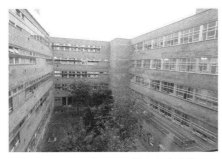

写真 5-23　1970 年ころに造られた病院の一番古い部分

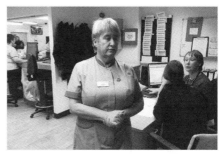

写真 5-24　事故＆救急看護師長のジュリーさん

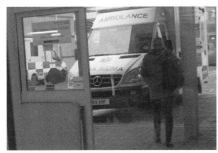

写真 5-25　A&E レセプション（受付）エリア

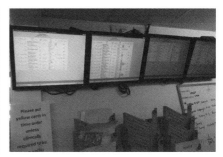

写真 5-26　救急コールセンター

ますが、1つは必ず子供用となっています。ということで、子どもが運ばれてきたらいつでも必ずひとつは空いていることになります」と説明しました。

　救急コールセンターでは、スタッフが電話で対応していました。モニターには、救急搬送状況が映しだされていました（写真5-26）。レセプションを過ぎると、休憩所がありました。中には自傷行為の人たちの休憩所もありました。色々な検査がされるわけですが、血液検査の結果を待つ部屋がありました。

　ウオーキングセンターという部門が別にあります。そこのA&Eのコーディネーターを今日はレズリーさん（看護師）が努めてくれていました。

　救急の人のためだけのエックス線の部門もありました。「医師がこの部屋にいます」とジュリーさんが説明した部屋には、数人の医

113

師が待機していました。廊下には赤い線が引いてあり、ハンドオーバーのラインということで、そこまでが救急車の係りが来るエリアだそうです。ここで病院の看護師に変わります。そこで、コンサルタント・ドクターのケイトさんに会いました。

すべての患者がどこで待っているかが見られるようになったボードがありました。患者情報がのっているので写真は撮れません。ここには12の部屋がありました。

私たちが見学した1970年に建てられた救急部分は、おそらくそのときに想定していた患者数は現在の60％減を想定してつくられているようです。

さきほど緊急部門を新しく作り直すという話を聞きましたが、実際ボードの中でもそれだけのお金をとてもかけられないという意見もあったわけです。でもやはりケアのクオリティを考えて新しく造り直すという決定がされました。

クワイエットルーム（Quiet room）

ジュリーさんは、「クワイエットルームがみえますけれども、こちらのほうはもう末期的な人たちを入れるところで、その家族の入る部屋というのがこちらです（写真5-27）。こちらが遺体が置かれる部屋です。たとえば死期がまじかだという患者さんは、まだ生きているうちにここに運ばれてきます」と案内してくれました（写真5-28）。

教会はありません。英国国教会はカソリックではないので、死ぬ前の懺悔はしません。しかし、国教会以外の人たちが多い地域もたくさんありますから、懺悔が必要なカソリックの人たちが来る場合は、事前に用意します。またそれ以外の宗教の人たちにもなるべく手配が出来るものはするそうですが、病院の中にはやはり英国国教会のチャプレン、牧師さんとそのチームがいますので、それであればいつでも呼んでもらえるそうです。

A&Eはフリーアクセス

ジュリーさんは、「今からこの先はマイナーインジャリー（minor injury）、たいしたことのないケガ」だと説明しました。頭のケガ、

114

第5章　サンダーランド市民病院NHSファウンデーション・トラスト(サンダーランド)

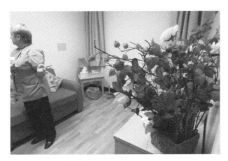

写真 5-27　家族ルーム

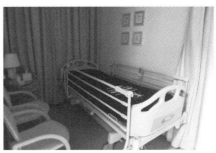

写真 5-28　看取りルーム

たとえば転んだとか、後は腰痛、手足の骨折、スペシャリティというのがあります。泌尿器科、のどと鼻、あとは産婦人科、それもすべて診ます。昼間から夜にかけて忙しくなるセクションです。私たちが入ってきた廊下は夜も昼も朝もいつも忙しいところです。おそらく一番空いている時間は朝一番の7時とか8時とかだそうです。

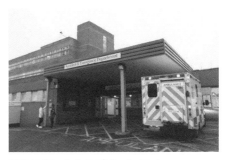

写真 5-29　A＆Eデパートメント

　救急外来に来たいときには勝手に来ていいのか、電話してから来るのか。当然、勝手に来ます。救急車は救急番号に電話して救急車が来て、救急車がどこの病院に行くかは、救急車と病院との話し合いで決まります。そうではなくて、普通に家にいて倒れてどうしようかというときには、歩いてでも電車に乗ってでも、好きな方法でアクシデントエマージェンシーに来ます(写真 5-29)。もちろん、アクシデントエマージェンシーの部門は紹介状はいりません。
　マイナーインジャリーがアクシデントエマージェンシーに属しているなら紹介はいりませんが、アクシデントエマージェンシーに属さない病院のほかの部分だったら、紹介状が必要です。アクシデントエマージェンシーでは紹介状は必要ありません。
　A&Eはフリーアクセスです。だから、来る人たちが多すぎます。

GPに予約とれないから、アクシデントエマージェンシーにいこうということです。例えば、朝かぜをひいて熱がある。病院に行けば医師の証明書がでるので、給料はそのままもらえます。そういうことでA&Eの負担が増えています。だからGPをもっとアベイラブル（available）にしたら、病院の費用がかからないんじゃないかという動きになってきています。ダイレクトで来る人がだんだん増えてきているということではなくて、もう増えているということです。私たちの視察中にも、確かに救急車はひっきりなしにやって来ていました。

インターフェイスチーム（interface team）

　ジュリーさんは、「インターフェイスというチームがいます。どういうことかというと、ここに運ばれてきてすぐに入院しましょうという人もいれば、ここに運ばれてきて自宅に戻る人もいますね」と言いました。インターフェイスチームは、病気ではなく医学的な問題はないけれども、家に帰るのにサポートが必要という人のためのチームだそうです。

　退院する前のラウンジにはインターフェイスチームが待機していて、ディスチャージ・サポート・ナーシーズ（Discharge support nurses, 退院支援看護師）という、退院の人たちを助ける専門の看護師がいます。その人たちが「こうしましょう、ああしましょう」ということを決めるそうです。

4.　病院の外から建物を見る

　写真5-30は、現在建設中の新しい救急の入口になります。小さいほうが子ども専用のカウンタリーだそうです。

　駐車場は病院では一番文句が多く出てくる問題の場所です。その問題を解決するために、マルチレベルカーパーク（写真5-31）が造られて、これで駐車問題は解決しました。

　教育部門では、医師のトレーニングもします。サンダーランドユニバーシティの図書館とコネクションをつくっていて、ネットで色々みることができるそうです（写真5-32）。

第5章　サンダーランド市民病院NHSファウンデーション・トラスト（サンダーランド）

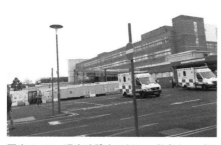

写真5-30　現在建設中の新しい救急入口（手前）と病院

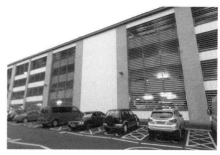

写真5-31　マルチレベルカーパーク

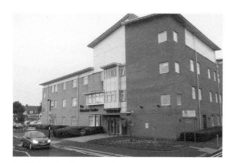

写真5-32　教育センター

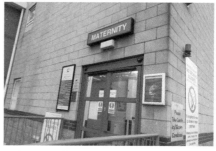

写真5-33　産科：マタニティユニット

　私たちは、小さなレンガの建物をみていましたが、それは15年前に外来患者専用の部門だったそうです。今はスタッフが使用する建物になっています。そして、現在の外来を見ると、大変大きくなっていることがわかります。

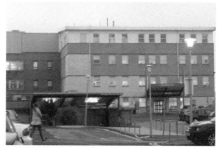

写真5-34　日帰り手術（デイサージャリー）センター

　写真5-33は、トップフロアがマタニティユニットです。年間通して3,300人の赤ちゃんが生まれているそうです。
　色々なスタッフをかかえているとケン・ブレムナーさんが話していましたが、その中にはたとえばカーペットを敷く業者、職人、大

117

工がいるそうです。「それまさか常駐しているわけではないでしょ」と尋ねると、「病院にフルタイムで雇われている人たちだ」とキャロル・ハリスさんは言いました。そして、「ですからひとつの市みたいなもの」だと述べました。

突き当たりの新しい建物をみると、「手術のための部屋なんですが、日帰り手術（デイサージャリー）のための建物です」とハリスさんから説明がありました（写真5-34）。

文献

City Hospital Sunderland NHS Foundation Trust（https://www.nhs.uk/Services/Trusts/Overview/DefaultView.aspx?id=1583）.

City Hospital Sunderland NHS Foundation Trust, *ANNUAL REPORT 2014/15*, pp.210-211.

Sunderland Royal Hospital（https://www.nhs.uk/Services/hospitals/Overview/DefaultView.aspx?id=1251）.

Gateshead Council（https://www.gateshead.gov.uk/）.

第6章 NHSの現在と未来
――NHS North East Leadership Academyからの学び

1. NHSの仕組み

はじめに

2015年11月4日 は、NHS North East Leadership Academy（NHSノース・イースト・リーダーシップ・アカデミー）[1] ダイレクター（Director）のクライブ・スペンサー（Mr. Clive Spencer）氏（写真6-1）から、NHSの内部がどのようになっているか、NHSの経営がどのように行われているか、機構の説明を受けました。クラ

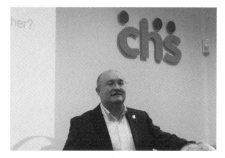

写真6-1　クライブ・スペンサー（Clive Spencer）氏

イブ・スペンサー氏は、20年に及ぶ医療関係の仕事のうち、色々なセクターで働いてきました。救急部門のマネジャーをしていたこともあります。現在はNHSで働いていますが、プライベートセクターで働いたこともありますし、地方の行政で働いたこともあります。現在彼が所属しているのは、ノース・イースト・リーダーシップ・アカデミィです。NHSでのリーダーシップを発揮するためのトレーニングを行ったりすることと、調達とコミッションの両方を行っています。

NHSの仕組み

キングスファンド（The King's Fund）[2] というチャリティ団体がありますが、ヘルスサービスのために機能している機関です（図

6-1)[3]。NHSが最後に機構改革を行ったのは2012年です。イギリスでは総選挙で5年ごとに政府が替わることがありますので、政治家の意思なども加わって、こういった機構が変わるわけです。最新の改革の目的は、地域の主導権がテーマになっています。特に、GP（general practitioner, 一般家庭医）の存在です。

　国民が選挙をして代表が政治家になります。政治家は政党を組織し主導権を握って内閣を組織します。首相が中心にいて、周辺に大臣が決められます。アナイリン・ベヴァン（Aneurin Bevan；1897年11月15日-1960年7月6日）[4]が保健省（Department of Health, DH）大臣を務めていたとき、現在のNHSのシステムが彼によって意図されました。ただし、当初の意図からはずいぶん変化をしています。ジェレミー・ハント（Jeremy Hunt）[5]という人が、現在セクレタリー・オブ・ステート（secretary of state, 国務大臣）を務めています。保健省から降りるお金が直接地方のGPに降りるようにというアイディアがあります。保健省からのお金をどう使うかということですが、最前線で患者に対応しているのはGPだから

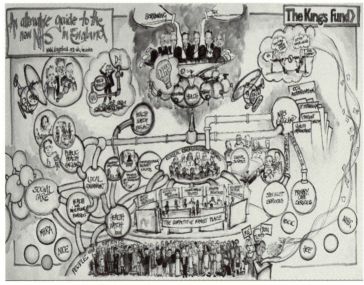

（出所）An alternative guide to the new NHS in England | The Kings Fund | Creative Connection | Animation.

図6-1　NHSの仕組み

第6章　NHSの現在と未来

です。

CCGs

80ビリオン（billion=10億）ポンドというお金をまっすぐ最前線におろしてしまうことに賛成できない部署もたくさんあって、それが問題になりました。そこで、お金の一部の65ビリオンポンドがクリニカル・コミッショニング・グループス（Clinical Commissioning Groups, CCGs）に入ることが決まりました。CCGsがどういったメンバーかというと、まずGP、それ以外では看護師、地元の人たち、NHSに利害関係のある人たちの代表者もこのCCGsのメンバーです。人口に見合ったサービスの強化をCCGsが決めることが出来るわけです。人口の比率に見合ったサービスの提供の買い付けと調達、それが大事な仕事の1つです。そのサービスの調達をどこに出すかというと、病院、プライベートのサービス提供者、ボランタリーグループ、地域のヘルスサービス、メンタルヘルスサービスに、サービスを依頼します。その一つ一つのサービスが規定に合っているかどうかがチェックされます。

CCGsのメンバーはほとんどが医療機関の専門家です。サービス提供に経験のある人たちもいますが、そのサポートにあたる機関も必要だということで、20のコミッショニング・サポートユニット（commissioning support units）が設けられています。たとえば契約書の交換などによる色々なサポートやテクニカルサポートも含まれます。

クリニカルセナート（Clinical Senate）

クリニカルセナート（Clinical Senate）というサポートのグループがあります。それはGPの可能範囲を超えた複雑な症状をもった患者のケアサポートです。ただそういうものはGPの能力を超えるものなので、そのケアに関する意見を出すのが不適当な場合があります。何人かの患者のグループでそのような複雑なGPの領域を超えるような専門的な意見が必要な時に、専門医の意見を取り入れるのがこの機関の目的です。

たとえば心臓の疾患を持った人たちのケアが必要な時には、その

心臓の専門家がどのようなサービスを提供すればよいかアドバイス
をすることがあります。このアドバイスは受けますがそれに従う義
務は負っていません。CCGs の数はイギリスに約 200 存在します。
地域に属していますが、システム自体は国のものなので、国の政治
家を決めるのは有権者の人たちということになります。

　いくつかの地域がありますが、その 1 つがイングランドで、NHS
イングランドが何か改革したい場合、CCGs に要望を出せばよいこ
とになります。保健省と NHS イングランドの間に CCGs が入りま
す。NHS イングランドのやることはスペシャリストサービス（Spe-
cialist services）です。すごく珍しい症状を持った人たちのために
NHS イングランドが専門医を派遣することになります。

専門サービス

　専門サービスは、まれな条件と複雑な条件の範囲の人々をサポー
トします。しばしば、稀な癌、遺伝的障害または複雑な医学的また
は外科的状態を有する患者に提供される治療を含みます。最先端の
ケアを提供し、革新の触媒であり、NHS の先駆的な臨床実践を支え
ています。専門サービスの概要については、NHS にアクセスすると、
動 画（https://www.england.nhs.uk/commissioning/spec-services/）
が見られますし、パンフレット（Spotlight on specialised services）
が参考になります。

　特殊なサービスは、必要なスキルと経験を持った医師、看護師そ
の他の医療専門家の専門チームによって提供される必要があるため、
各地元の病院では利用できません。地元で計画され整理されている
ほとんどの医療とは異なり、NHS イングランドでは、専門的な
サービスが全国的かつ地域的に計画されています。

　合計で、NHS イングランドが直接委託した 146 の専門サービス
があります。 NHS イングランドが規定された専門サービスとして
サービスを委託しているかどうかは、4 つの要因によって決まりま
す。これらは、①サービスを必要とする個人の数、②サービスまた
は施設を提供するコスト、③サービスまたは施設を提供できる人数、
④サービスまたは施設自体の提供を手配する必要がある場合、臨床
試験委員会（CCG）のための財政的影響、です。

122

第6章　NHSの現在と未来

　2017年から18年までの166億ポンドの専門サービスの予算は、NHSの他の部分よりも急速に増加しましたが、それは圧力を受けています。人口の高齢化や医療技術の進歩により、専門サービスを必要とする患者数は増加しています。イングランドの146の専門サービスは表示できませんので、ここではスコットランドNHSの専門サービスのリストを参考として掲載しました（表6-1）。

表6-1　List of National Specialist Services（Scotland's Health）

Adult alternative donor stem cell transplantation（adult bone marrow transplantation）	成人代替ドナー幹細胞移植（成人骨髄移植）
Adult cystic fibrosis services	成人嚢胞性線維症サービス
Adult renal transplantation	成人腎移植
Advanced heart failure in adults（includes heart transplantation）	成人における進行性心不全（心臓移植を含む）
Advanced Interventions（Neurosurgery for severe mental health disorder）	先進介入（重度精神障害のための脳神経外科）
Autologous Ear Reconstruction	自己耳の再建
Brachial plexus service	上腕神経叢サービス
Cervical Cytology Training School	子宮頸部細胞診トレーニングスクール
Chest Wall Deformity	胸壁の変形
Child Inpatient Psychiatry	小児入院精神医学
Chronic Pain Management Service	慢性疼痛管理サービス
Cleft lip and palate surgery service	口唇口蓋手術サービス
Cochlear Implantation	蝸牛インプラント
Complex airways management in children	小児における複雑な気道管理
Deep Brain Stimulation	深部脳刺激
Extra-corporeal life support（ECLS）	体外生活支援（ECLS）
Genetic laboratories（includes molecular cytogenetics）	遺伝学研究室（分子細胞遺伝学を含む）
Histopathology EQA	組織病理EQA
Hyperbaric medicine	高気圧薬
Hydatidiform mole follow-up	甲状腺ホルモンのフォローアップ
Inpatient psychiatry for children（up to age 12）	子供のための入院精神医学（12歳まで）

123

Interventional fetal therapy	介入胎児療法
Islet cell transplantation	膵島細胞移植
Liver Transplantation	肝臓移植
Mental Health Services for Deaf People	ろう者のための精神保健サービス
Molecular pathology	分子病理学
Obstetric brachial plexus surgery	産科上腕神経叢手術
Ophthalmic oncology (includes proton beam treatment where necessary)	眼の腫瘍学（必要に応じて陽子線治療を含む）
Paediatric bone marrow transplantation	小児骨髄移植
Paediatric cardiac services (cardiac surgery, interventional cardiology, neonatal cardiology)	小児心臓サービス（心臓手術、介入心臓学、新生児心臓学）
Paediatric epilepsy surgery	小児てんかん手術
Paediatric intensive care (PICU)	小児集中治療室（PICU）
Paediatric renal transplant	小児腎移植
Paediatric and young adult spinal deformity service	小児および若年成人の脊柱変形のサービス
Pancreas and simultaneous pancreas / renal transplantation	膵臓および膵／腎同時移植
Photobiology	フォトバイオロジー
Pre-implantation genetic diagnosis	移植前遺伝子診断
Prostate Cryotherapy	前立腺凍結療法
Pulmonary hypertension (Scottish Pulmonary Vascular Unit)	肺高血圧（スコットランド肺循環ユニット）
Sacral Nerve Stimulation for Urinary Dysfunction	尿機能不全のための仙骨神経刺激
Scottish Adult Congenital Cardiac Service	スコットランド成人先天性心疾患サービス
Specialist Prosthetics Service	専門医補綴サービス
Spinal Injuries (including high dependency home ventilation)	脊髄損傷（在宅人工呼吸療法）
Supra-renal and thoraco-abdominal aortic aneurysms	腎臓と胸腹部大動脈瘤
Transport of critically ill and injured children	重病や負傷した子供の輸送

（出所）The table below includes a list of the National Specialist Services commissioned by NSD.（National Services Division , Commissioning for Scotland's Health）.

NHS イングランド

　NHS イングランドは GP サービスの提供もしています。というのは、CCGs は自分自身を雇うことができないからです。ですからプライマリケアサービスということで、NHS イングランドがそのコミッションを行うことになります。NHS イングランドの中では、4,000 人が雇用されています。NHS イングランドの本拠地はリーズ（Leeds）にありますが、リーズのオフィスで働いている人たちもいれば、NHS イングランドがさらに 4 つのエリアに分かれていて、それぞれに 25 のセクションをもっています。本来は個々の NHS イングランドのパワーを大きくせずに、その先に NHS イングランドのパワーを配分することが目的だったのですが、NHS にはまだ大きなパワーが残っています。また、政治家の NHS への介入をなるべく少なくすることも目的の 1 つです。

　セクレタリー・ジェネラル（secretary general, 事務総長）の NHS 内でもっている権限が現在かなり縮小されています。現在は保守党が独立で政権を握っていますが、2012 年の時点では保守党と自由民主党の連立政権でした。現在の NHS に書かれているのは自由民主党のポリシーです。自由民主党と保守党が必ずしも同じ政策を掲げていたわけではありません。自由民主党のほうは、なるべく地元の人たちに NHS の権限を与えようという考えをもっていました。自由民主党の政策では、地方自治体にかなりの力を与えようと政策として訴えていました。

ローカル・ヘルスウオッチ（Local Healthwatch）

　一般市民の健康を考えると、たとえば運動をすすめる、体に良い食生活をする、禁煙する、色々な日常生活に関わることが含まれています。地方自治体に、お金を分け与えることで、国民の健康を守る部署がパブリック・ヘルス・イングランド（Public Health England, PHE, イングランド公衆衛生局）という部署ですが、それが保健省から切り離されて、地方自治体の下に置かれることになりました。ですからその地域のニーズにより適応しやすくなりました。

　ヘルス・アンド・ウェルビーイング・ボード（health and well-being board）も設けられて、地方自治体とパブリック・ヘル

ス・イングランドという監査機関があるために、社会的ケア、また
地方自治体がやっている機能、そういったことが全体的に見ること
ができて、それがCCGsとも関連をもっているわけです。ローカ
ル・ヘルスウオッチ（Local Healthwatch）という機能があり、そ
れも監査役ですが、国のレベルで調べる機能と地域で調べる機能と
の2つに分かれています。

　地域の人たちが受けるサービスが正しいものかどうかということ
です。そこが実際にサービスを受けた患者さんとつながっています。
ここから患者さんの声がローカル・ヘルスウオッチのほうへつなが
るわけです。ただそれは理想であって、実際はなかなか機能しない
ことの1つです。

　またこれ以外にもたくさんの機能があり、かなり複雑な構造にな
っています。ヘルスケアだけではなく一般市民として、また患者と
して考えて見ても、どこがどのような構造でつながっているか、複
雑すぎるという意見に同調できると思います。

2.　NHSの構造と従事者

NHSの3つの部門

　NHSをもう少し簡単に説明します（図6-2）。

　NHSのスタッフから説明します。イングランドでNHSのサービ
スに従事しているスタッフ数は130万人です。ヨーロッパで一番大
きな雇用主です。そして、世界で4番目の雇用主になります。たく
さんの雇用者を抱えているので、それぞれにそのための部門が設立
されています。NHSノース・イースト・リーダーシップ・アカデ
ミィ（NHS North East Leadership Academy）ダイレクター（Di-
rector）のクライブ・スペンサー（Mr. Clive Spencer）氏が働いて
いる部門もその1つです。それぞれの部門のサービスがどのように
機能しているかモニター（monitors）する機関もあります。2つ大
きな部門があり、その1つがケア・クオリティ・コミッション
（Care Quality Commission, CQC）と呼ばれているものです。これ
は、サービスの質（クオリティ）をチェックする機関です。モニ
ターは、NHS病院などをモニターするわけですが、財政状況など

126

第 6 章　NHS の現在と未来

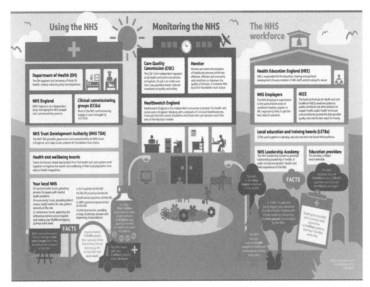

図 6-2　NHS の 3 つの部門

も含まれます。その組織のガバナンスもモニターされています。病院の運営がうまくいっているかどうかもモニターされます。

　NHS がどのように分かれているかわかるのが図 6-2 です。この NHS の 3 つの部門（Using the NHS, Monitoring the NHS, The NHS workforce）がイギリスの人々を見守っていることになります。NHS では 365 日 24 時間の間 100 万人の患者さんを診ています。

NHS のお金の流れ

　次に、お金の流れを見てみます（図 6-3）。政府の支出の中で、NHS の費用は 2 番目に高い数字です。そのうちの 660 億ポンドがコミュニティサービス、精神衛生、地区総合病院サービスなど、実際の前線で使われていることが見てとれます。専門サービスと一次医療は 250 億ポンドですから、パブリックヘルスに使われている金額は 27 億ポンドとかなり少ないことに気付きます。しかし最近では、パブリックヘルスに力を入れて病気にならないような体づくりを進めていかなくてはならないと考え始めています。なぜなら、GDP のうち 8％ がそういった医療費にかかっていることは、国民

127

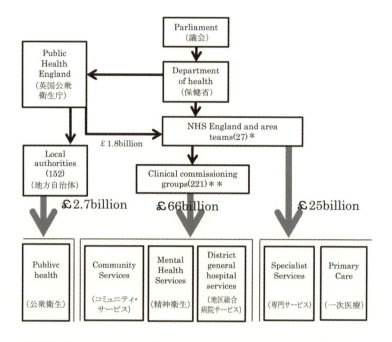

* NHS England and area teams（NHS イングランド・エリア・チーム）(27)
** Clinical commissioning groups（クリニカル・コミッショニング・グループ）(221)
（資料）Clive Spencer., *North East Leadership Academy The NHS–how does it all fit together?*, NHS North East Leadership Academy, 4 Nov 2015.
図 6-3　How the money flows from April 2013（お金の流れ）

にはもう払いきれないと思っているからです。人々が健康になればそのほうが安く済むことがわかっているからです。

　新しい NHS の組織図は、図6-4のようになります。これは、CCGs、Clinical Senate、Special Services、Local Healthwatch などについては、すでに述べたとおりです。

ALL one NHS?

　NHS の中には、アキュート・トラスト（ホスピタルス）（Acute Trusts（hospitals））が160存在します（表6-2）。1つのトラストがたくさんの病院を傘下においています。CCGs は211存在します。メンタルヘルスのトラストが58、GP の数は8000、救急車のトラ

第6章　NHSの現在と未来

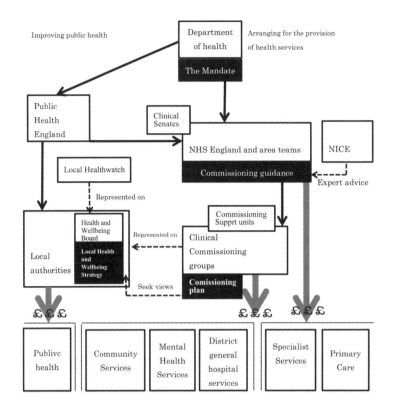

（資料）Clive Spencer., *North East Leadership Academy The NHS-how does it all fit together?*, NHS North East Leadership Academy, 4 Nov 2015.
図6-4　新しいNHS

ストが10、コミュニティプロバイダーは34です。地域薬局が11,495です。たくさんのGPがGPフェデレーション（団体）というものをつくっています。協力体制を敷くためです。それらが協力する中で経済的機能を共有したりすることも団体の目的です。この中のたくさんの機能が地域に属しています。理由は、病院よりも安いからです。

どのように査定が機能しているか

　図6-5は、どのように査定が機能しているかを示しています。

表 6-2　All one NHS?

・160 Acute Trusts（hospitals）
・211 CCGs（commissioning orgn）
・58 Mental Health Trusts
・8,000 GP Practices
・10 Ambulance Trusts
・34 Community Providers
・11,495 Community Pharmacies

（資料）Clive Spencer., *North East Leadership Academy The NHS-how does it all fit together?*, NHS North East Leadership Academy, 4 Nov 2015.

モニターというものと、その右の NHS トラスト・デベロップメント・オーソリティの機能が 1 つにまとまっています。この 2 つがまとまったグループを NHS インプルーブメント（NHS Improvement）と呼んでいます。ノーサンバーランド（Northumberland）・ケア・トラストの暫定最高経営責任者やノース・タインサイド・ヘルスケア NHS トラストの財務部長などを歴任したジム・マッキー（Jim Mackey）は、2015 年 11 月 1 日に NHS 改善の最高経営責任者に就任しました。

2016 年 4 月 1 日から、NHS インプルーブメントはモニター、NHS トラスト・デベロップメント・オーソリティ、ペーシェント・セイフティ、ナショナル・リポーティング・アンド・ラーニング・システム、アドバンシング・チェンジ・チームとインテンシブ・サポート・チームを結集しました。

NHS インプルーブメントは、ファウンデーション・トラストと NHS トラストだけでなく、NHS 資金のケアを提供する独立したプロバイダーを監督する責任があります。これは、これらのプロバイダーが財政的に持続可能な地域の保健システム内で、患者に一貫して安全で高品質で思いやりのあるケアを提供するために必要なサポートを提供します。

NHS インプルーブメントは、プロバイダーに説明を求め、必要に応じて介入することで、NHS が短期的な課題に対応し、将来を確保するのに役立ちます。

130

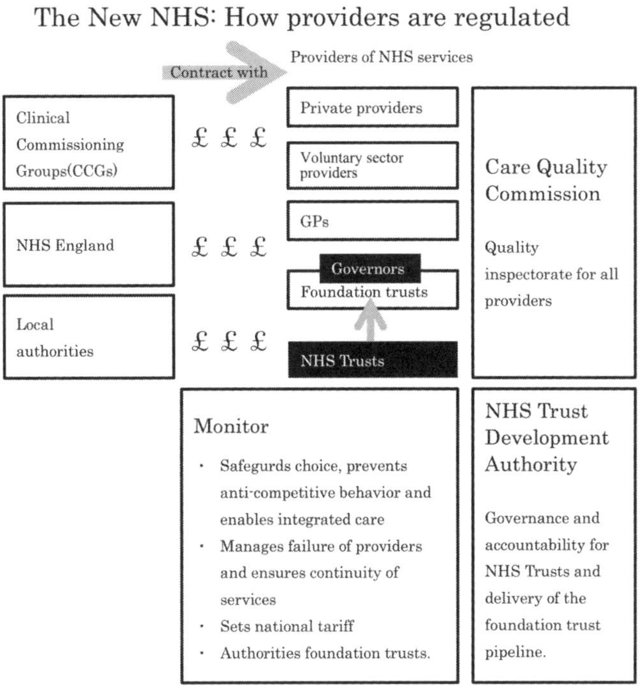

第 6 章　NHS の現在と未来

The New NHS: How providers are regulated

Providers of NHS services

Contract with →

| Clinical Commissioning Groups(CCGs) | £ £ £ | Private providers |
| | | Voluntary sector providers |

NHS England　£ £ £　GPs

Governors
Foundation trusts

Local authorities　£ £ £

NHS Trusts

Care Quality Commission

Quality inspectorate for all providers

Monitor

- Safegurds choice, prevents anti-competitive behavior and enables integrated care
- Manages failure of providers and ensures continuity of services
- Sets national tariff
- Authorities foundation trusts.

NHS Trust Development Authority

Governance and accountability for NHS Trusts and delivery of the foundation trust pipeline.

（資料）Clive Spencer., *North East Leadership AcademyThe NHS-how does it all fit together?*, NHS North East Leadership Academy, 4 Nov 2015.

図 6-5　どのように査定が機能しているか

どのようにスタッフをトレーニングするか

　図 6-6 は、どのようにスタッフをトレーニングするかという流れです。

　NHS バジェットの 5％がこの費用に当てられています。このトレーニングというのは医師、看護師、その他のスタッフが対象です。たくさんの人が雇用されているわけですから、その人たちを適材適所に配置することが必要になってきます。現在のところ GP が不足し、そして看護師のポストも不足している状況です。トレーニングを考えるとき、10 年先を見据える必要があります。というのはトレーニングにそれだけの期間が必要だからです。

131

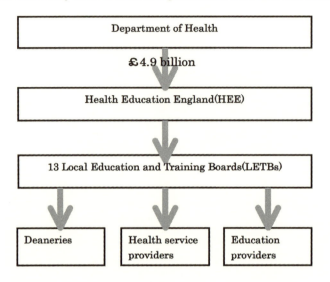

(資料) Clive Spencer., *North East Leadership Academy The NHS-how does it all fit together?*, NHS North East Leadership Academy, 4 Nov 2015.
図6-6　どのようにスタッフをトレーニングするか

保健医療及び対人社会サービス従事者数

表6-3は、何の職業に何人いるかという、保健医療及び対人社会サービス従事者数の一覧表です。

スタッフをグループ分けして見られるようになっています。一番上が医師です。真ん中が看護師です。セラピストなどもいます。救急車のスタッフ、マネジャーの数もこちらにでています。ただこの数は少ないですけれども、数をパッと見た一般の人たちの感想は、そんなにマネジャーがいるのか、大きな数字だなと思う人たちが多いようです。しかし、いつも何かがあったときの責任は、マネジャーにくるわけです。「それは私がいつも自問することです」と、クライブ・スペンサー氏は言います。

第6章　NHS の現在と未来

表 6-3　保健医療及び対人社会サービス従事者数（イングランド）

	Headcount （人員）	FTE[注2)] （フルタイム当量）
Total（合計）	1,216,834	1,070,964
Professionally qualified clinical staff （専門的な有資格臨床スタッフ）	646,473	579,140
All HCHS[注1)] doctors（incl locums） （病院および地域保健サービス医師（交代医師含む））	113,301	107,114
All HCHS doctors（non locum） （病院および地域保健サービス医師（交代医師含まず））	111,051	105,001
Consultants（including Directors of public health） （専門医（公衆衛生管理者含む））	43,031	40,742
Registrars（レジストラー）	41,126	39,999
Other doctors in training（他の研修医）	14,086	13,933
Hospital practitioners & clinical assistants （病院医と臨床助手）	1,196	285
Other medical and dental staff （他の医療及び歯科スタッフ）	11,960	10,043
All HCHS doctors（locum） （病院および地域保健サービス医師（交代医師））	2,440	2,113
Consultants（including Directors of public health）－ locum（専門医（公衆衛生管理者含む）－交代医師）	1,913	1,664
Registrars–locum（レジストラー－交代医師）	258	249
Other doctors in training-locum（他の研修医－交代医師）	49	47
Hospital practitioners & clinical assistants-locum （病院医と臨床助手－交代者）	27	7
Other medical and dental staff-locum （他の医療及び歯科スタッフ－交代者）	194	147
Total HCHS non-medical staff（非医療スタッフ合計）	1,103,631	963,850
Qualified nursing, midwifery & health visiting staff （有資格看護師,助産師,訪問保健師スタッフ）	357,668	317,842
Qualified Midwives（有資格助産師）	27,073	22,363
Qualified Health Visitors（有資格訪問保健師）	12,746	10,738
Qualified School Nurses（有資格学校看護師）	1,537	1,236
Total qualified scientific, therapeutic & technical staff （有資格科学的な,治療上の,テクニカルなスタッフ）	156,967	136,382
Qualified Allied Health Professions（健康専門職）	78,398	66,566
Qualified Therapeutic Radiography Staff （有資格治療上のx線撮影スタッフ）	2,784	2,515
Qualified Diagnostic Radiography Staff （有資格診断上のx線撮影スタッフ）	15,376	13,493
Qualified Speech & Language Staff （有資格言語治療スタッフ）	7,931	6,363
Qualified healthcare Scientists（有資格健康科学スタッフ）	27,376	25,265
Other medical and dental staff-locum （他の医療及び歯科スタッフ－交代者）	51,282	44,551

Qualified ambulance staff（有資格救急車スタッフ）	18,759	17,801
Support to clinical staff（臨床スタッフへのサポート）	360,560	306,881
Support to doctors & Nursing staff （医師と看護師スタッフへのサポート）	281,353	238,635
Support to scientific, therapeutic & technical staff （科学的な,治療上の,テクニカルなスタッフへのサポート）	64,514	54,373
Support to ambulances staff （救急車スタッフへのサポート）	15,230	13,873
NHS infrastructure support（NHSインフラの管理）	212,273	184,943
Central functions（本部機能）	106,565	95,963
Hotel, property & estates（ホテル,資産,地所などの管財）	68,632	53,527
Senior managers（上級管理職）	11,435	10,757
Managers（管理者）	25,856	24,696

注1）HCHS：Hospital and Community Health Service
注2）FTE（full-time equivalent：フルタイム当量とは、一人の常勤職員が処理することのできる
　　仕事率を表す単位で、通常FTEと略される。FTEはプロジェクトや組織に従事する人員の数や、
　　コスト削減量を計測するために用いられる。1.0 FTE は一人の常勤雇用者が処理できる仕事率
　　である。パートタイム雇用者はその作業時間を常勤雇用者の作業時間で割る。例えば、常勤雇
　　用者の勤務時間が週40時間のとき、週30時間働くパートタイム雇用者4名は（4 × 30）÷ 40
　　= 3.0 FTE に相当する。
注3）表中の数字は原文のママ。大項目の合計の数字が,内訳の数字の合計と一致しないこともある。
（資料）Clive Spencer., *North East Leadership Academy The NHS–how does it all fit together?*,
NHS North East Leadership Academy, 4 Nov 2015.

3. NHS の未来

Provider Internal Structures

　表6-4 は、病院の中の構造です。

　病院にはトラスト・ボード（Trust Board）というものがありま
す。その中で働いている人たちはエグゼクティブ（Executive, 執行
部）と言われている人たちです。ノン・エグゼクティブ（Non-Ex-
ecutive）と呼ばれている人たちもここに参加していて、その人た
ちはこの病院の外からビジネスの立場で意見を出す人たちです。メ
ンバーが集まってボード・ミーティングが月に3～4回行われるそ
うです。トラスト・ボードから下に指令がどんどん降りていく構造
になっています。ガバナンス（Governance）という立場というも
のは、威嚇的な立場とコーポレートの立場の2つにわかれます。簡
単にいうと、お金とスタッフということです。

　ということで、医療従事者とシニアマネジャーは、共同で責任を
負います。ただこのつながりは、時には問題を引き起こします。そ
の人たちがコントロールできるエリアに、その下の人たちは分かれ

第6章　NHSの現在と未来

表6-4　Provider Internal Structures（調達者の内部構造）

Trust Boards （Exec & Non-Exec）	トラスト理事会 （執行役員＆非執行役員）
Senior Management Team	上級管理者チーム
Senior Managers & clinical staff	上級管理者と臨床スタッフ
Divisions （corporate & clinical function）	部 （組織と臨床の機能）
Directorates（Similar specialties）	兼任役員（同様の専門性）
Departments（Frontline staff）	部門（最前線のスタッフ）

（資料）Clive Spencer., *North East Leadership Academy The NHS-how does it all fit together?*, NHS North East Leadership Academy, 4 Nov 2015.

るわけです。たとえば手術と医薬とに分かれたりします。最前線の
スタッフが一番下に来ています。

FIVE YEAR FORWARD VIEW

　数を考えてピラミッド型であらわされることが多い組織図です。
ただ一番大切な部分というのは底辺には見えるかもしれませんが、
前線で働く人々ということになります。たとえば救急窓口に人が行
って、そこで最初に出てくる人たちも中に含まれます。実はそのひ
とたちを一番トップにもってくるという必要性があるわけです。ト
ップの人たちを前線において、そのサポート体制としていくべきと
考えます。図6-7のドキュメントは大変に重要なものです。NHS
イングランドによって、2014年10月に発表された報告書です。「5
年後を見据えて」というNHSの将来性が書かれています。

　これまでと違う構造が構想されています。救急医療と地元のサー
ビスが複合したようなものが見据えられています。それはケアの団
体と同じような考え方かもしれません。それはアメリカのタイプを
ちょっと想像していただければよいかもしれません。ただ違いとい
うのは、イギリスはアメリカと違って、それを無料で提供するとい
うことです。「病院の鎖」というように呼んでいます。それぞれが
つながっているという、そういう意味での鎖です。いくつかのス
キームがすでに試みられています。それをバンガーズ（bangers）
と呼んでいます。

135

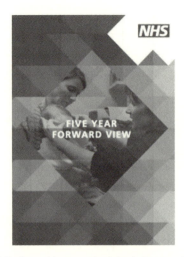

（出所）NHS ENGLAND（https://www.england.nhs.uk/five-year-forward-view）.
図6-7　FIVE YEAR FORWARD VIEW

　社会的にケアするということと、それから医療の部分のその複合が将来にわたって大変大切になると考えています。ただその資金源をどうするかが課題となっています。現在のところ必要と思われている金額と実際に集められるお金には20ビリオンポンドという差が出ています。それがヘルスケアのシステムに負担をかけています。ですので、安く上げようという努力がどの部署でも大事になってきています。そして、それはただ安ければよいというわけではなくて、クオリティを保ったまま安くあげようということです。

国民のための健康のサービス

　もう1つの課題というのは、患者や一般市民、その人たちの意見を取り入れるということです（表6-5）。たとえば一つの試みですけれども、自分たちの健康は自分たちで賄えというように、資金を渡すという、そういったパイロットスキームも実際に1つ行われています。その金額を使って、ヘルスサービスをプライベートで受けることも自分で選択できるというシステムです。これは「患者の選択アジェンダ」と呼んでいます。イギリスの人たちにとって、社会的な動きが大変に重要で、1人1人の市民が自分たちの健康を自分

第6章　NHS の現在と未来

表 6-5　Future?

Integrate health & social care organisations	健康と社会的ケア組織の統合
New opportunities for investment & funding – international?	投資＆資金調達のための新たな機会 – 国際？
Patient / citizen responsibility	患者／市民の責任
Health of nation – social movement	国民の健康 – 社会運動

（資料）Clive Spencer., *North East Leadership Academy The NHS–how does it all fit together?*, NHS North East Leadership Academy, 4 Nov 2015.

たちの手に委ねられているということを理解することが大切なわけです。

　何か問題があったときに、医療従事者のところに行くというのは短絡的考えだというように現在では思考が変わってきています。ただ、これまで「病気になったら病院に行く」という図式が出来上がっているために、その社会的考えを変えるためには、まだまだ時間がかかります。

　ナショナルヘルスサービスは、国民のための健康のサービスであるはずなのに、実際のところは、国民の病気に対するサービスというように考えるような状況です。この社会的な動き、つまり、「病気になってから病院に行くのではなく、病気にならない社会づくりというものが、どのように成功したかを 20 年後にお見せしたいと思います」と、クライブ・スペンサー氏は言いました。

4.　日本への示唆

モニター

　モニター（monitor, 監視する）は個人なのか、それともエージェンシー（agency, 政府に代わって管理的業務を行う機関）なのでしょうか。組織、事務所、機関なのか。パブリックサーバント（public servant, 公務員）か、それともオフィスをモニターと言っているのでしょうか。

　まず、CQC（Care Quality Commission, ケアの質委員会）というケアの質をチェックする機関があります。そこではアドバイザーが

137

雇用されており、国中を訪問して廻っています。サプライ・ドア・ビジット（Supply door Visit）といって、病院にアポイントメントなしで、およそ 24 時間前に急に「行きます」と言って訪問します。ミステリーショッパー（mystery shopper）[6]と英語で言います。

160 のトラスト、500 の病院

イギリスの病院というのは、いわゆる急性期病院という概念でいいのでしょうか。慢性期病院というものは病院として認めないという方向になっているのでしょうか。

地域の病院にはコミュニティホスピタルももちろんあります。メンタルヘルスの病院もあり、それは必ずしもアキュートとは限らないです。160 のトラストがあり病院の数は 500 です。病院の数は実は減っています。なぜなら、病院をたくさん持つと高くつくからです。

病院をいくつもつくるのではなくて、幾種類ものサービスを併せ持った建物をたくさんつくるように変わってきています。別々の場所で A 病院、B 病院、C 病院のように、大きな病院をつくるということです。経費節約のために複合病院にまとめるということです。病院の在院日数（病院の平均入院期間）はどうでしょう。特にアキュート・トラスト・ホスピタルの平均入院期間はどうでしょうか。症状によって違います。入院機関をもたないデイケア・サージェリーは、患者が来院して手術して帰りますが、それを推進しています。たとえば 5 年前には腰のリプレイスメントというすごく一般的な手術があり 5 日間の入院を要しましたが、現在は 1 日だけの入院になっています。

地方保健局と NHS 病院

NHS 改革の中で、公衆衛生部分について新たに重視しようということになってきていますが、日本でいう地域保健師（Health Visitor, ヘルスヴィジター）[7]の位置づけ、地域の公衆衛生担当はどうでしょうか。

ヘルスヴィジターはコミュニティサービスに属しています。クリニックで働くこともあれば、自宅を訪問するのもヘルスヴィジター

の役目になります。サンダーランドを含むサンダーランド直轄行政都市（ワシントン、ホウトン・ル・スプリング、ヘットン・ル・ホールを含む）は2001年現在、約280,600人が居住しており、イングランド北東部で最大の居住地区となっています。サンダーランドに所属しているヘルスヴィジターは約50人だそうです。ヘルスヴィジターは看護専門職ですが、それ以外の看護専門職には、たとえばスクールナース、プラクティスナースと呼ばれているGPで働いている看護専門の人たちもいます。

　地方の保健局とNHS病院との関係はどうでしょうか。地域保健師が所属している地方の保健局と地域のナショナルヘルスサービスの2つは最近統合されました。CCGsができる前にプライマリケアトラスト（PCT）と呼ばれていた組織がありました。このPCTがなくなったときに、地域の保健サービスはアキュート・ホスピタルと統合したそうです。非常に大きな都市、たとえばバーミンガムのような都市では別の機関として分かれていますが、それよりも小さな都市では統合されたそうです。つまり、NHSの中に入ったということです。

CQUEEN target

　今回の医療改革で、CCGsの設立、ファウンデーショントラスト（FT）の廃止ということがありますが、それによって何が変わったのでしょうか。つまり病院と地域開業医との関係で、地域開業医を中心としたCCGsが、病院に支払い査定を含めてコミッショニングすることで、どのような変化があったのでしょうか。

　GPが権力を持ったのが第一の違いです。GPに権力が授けられたので、ヘルスサービスで何かサービスを受けようとすると、GPを通過しなければならなくなったことです。

　GPはもともとそうだったのではないかというかもしれませんが、改革によりシステムとしてそれを認識したということです。以前はGPの立場が上だと誰も考えなかったのですが、CCGsができたおかげで、今までそうだったことが、正当に認識されたということです。80％の医療業務がプライマリ・ケアに属しているわけです。

　コミッショニングのあり方の問題でいうと、普通日本の状況でい

うと、病院に報酬が支払われる際には、一定の基準の医療を行っていれば、自動的に支払われるわけであって、コミッショニングで上下されることがほとんどないのですが、査定されて支払いが減らされることがあるのでしょうか。

　支払いが減らされるというのは、同じサービスなのに受け取る金額が減らされるということです。5％の金額をシークイーン・ターゲット（CQUEEN target）と呼ばれるシステムがあります。5％の金額を差し押さえることが、権限として認められているそうです。インセンティブでこれをやったらこれだけ上げますよというその逆、これをやらなかったらあげませんよ、というものです。それが5％です。5％減らされたらたまりません。病院予算を考えると、5％はかなりを占めます。

GP の数と質の問題

　パブリックヘルスにお金を出してないということに気づいたとのことですが、パブリックヘルスにお金をかけるためにはどう GP に働きかけているのでしょうか。日本の場合は GP とは性格が違いますが、開業医はイギリスの 10 倍います。ただイギリスの GP とは違うので、かなり専門的なことをやるクリニックが 9 万箇所くらいあるのが現状で、そこが健康を担っているということもあります。ちょっと言い方は変ですが、イギリスの場合の GP の質はパブリックヘルスの面でだんだん劣化してきているという認識なのでしょうか。もう少し数を増やしたいと言っていましたが、その辺での数と質の問題で GP に対する取り組みがあるのでしょうか。GP をどのようにコントロールしているのか、質は下がってきていないのでしょうか。

　イギリスでは寿命が上昇傾向にありますが、心臓疾患や糖尿病、肥満といった疾病は増えています。そういった人たちの需要ということで、緊急医療が必要になってきています。人々は長生きしますので、医療機関の利用は増えてきています。ですから GP のクオリティは変わってないけれども、病院の必要性が増えていることになります。

第6章　NHSの現在と未来

フリーアクセス

　日本は、イギリスのGPの制度をとり入れようとしており、フリーアクセスでどこにでも行けますが、それを制限しようとしています。

　イギリスではレジスター（register, 登録）して利用しようというようになっています。「GPが自分の決まったところにしか行かないというのは良くないのではないか」という意見が実はでているそうです。歯科の部門でもそういったことが提起されています。

　「不幸な医者にぶつかると一生不幸なまま」という話になりかねませんが、現在は変えることができます。実際の話として「GPが嫌だということで3回変えた人がいます」。顔は見せにいきますが、オンラインでも変えられるくらい、すごく簡単に変えられます。

　GPのクリニックでは、たくさんの看護師を雇い入れるようにしています。なぜなら、わざわざGPに診てもらわなくてもよい人たちもたくさん来るからです。予防接種だけとか簡単な傷の手当とか、そういった人たちがGPの負担を減らすということで看護師をたくさん雇い入れるというのが現在の特徴の一つだそうです。GPに診てもらう待ち時間がどんどん伸びてきていますので、「待っている間にもう治った」という場合もあるそうです。

プライベートヘルスの保険の購入

　プライベートヘルスの保険を買っている人の比率はどうでしょう。プライベートの保険に入っている人たちの数はそう多くありません。雇用されている企業が入っている場合が多いです。病院の中には専門医がいるわけですが、専門医のほとんどの人たちはプライベート病院で働いていたりもします。NHS病院の中のプライベート部門でプライベートの治療も受けることもできます。だいたい人口の2〜3%の人ではないか、ということです。

　病気になってから病院に行くという話をしていましたが、プライベートの治療をたよりにするというのもそういうことの表れだとも言えます。プライベートで施される施術のいくつかは、整形外科なども含むわけです。

141

医療費の GDP 対比

　医療費の GDP 対比ですが、訪問時の 2015 年は、日本はほぼイギリスと同じくらいで、9％ちょっと超えたくらいと認識していましたが、8％くらいになっていると言われたのは、少し驚きました。たとえばイギリスは 5 年前の 2010 年には 9％に近付きつつあったのですが、現在では 8％を切っていると説明を受けました。日本はGDP が伸びてないので、医療費が上がってないけれども、イギリスは医療費は計画的に増やしているはずです。GDP の伸びとの関係で 8％くらいになっているのではないかということです。過去 2 年間においても GDP は伸びているけれども、NHS の金額は同じなので、それで少ないパーセンテージになっているとのことでした。しかし、そもそも各国の保健医療制度は大きく異なります。国際比較は諸外国が提供しているデータの定義の違いを踏まえ、慎重に行う必要があります。

医療的アドバイスを受ける場所を増やす

　ファイブ・フォア・イヤーズの中で、「何かあった場合は病院」とのことでしたが、それに対して保健のほうでやっていくんだということでした。それは少し間違えるとフリーアクセスを奪ってしまうことにつながっていかないかが気になりました。それとお金を払っている一人一人が自分の健康を守っていくということですが、それは疾病の自己責任という形につながっていかないかが、少し気になりました。

　言っている意味はわかりますが、病院に行くことが必ずしも最善の道ではないわけで、それ以外に色々な場所で医療的アドバイスを受ける場所を増やすことです。たとえば処方箋の処理もできる薬局、そういったところでの健康面におけるアドバイスなどを受けやすくするとか、それからセラピーを受けられる場所を増やすとか、意識の妨げになるようなことをするのではなく、医者に行く以外にも方法があるという可能性の道を増やすことを考えているそうです。インシュリンの注射を診療所でするのではなくて、家族にインシュリンの注射の仕方を教育して、家でできるようにするのも方法の 1 つです。

第 6 章　NHS の現在と未来

注

1）NHS North East Leadership Academy（https://www.nelacademy.nhs.uk/.）

2）The King's Fund（https://www.kingsfund.org.uk/.）

3）An alternative guide to the new NHS in England | The Kings Fund | Creative Connection | Animation（https://www.youtube.com/watch?v=fzw2d40ZjVo）.

4）アナイリン・ベヴァン（通称ナイ・ベヴァン , Nye Bevan）は、ウェールズ系のイギリスの政治家。労働党左派に属します。炭鉱夫の息子であったベヴァンは、生涯を通して社会正義と労働者の権利の擁護者であり、民主社会主義の立場に立ちました。南ウェールズのエブ・ベール選出の国会議員として 31 年にわたって活動しました。ベヴァンはクレメント・リチャード・アトリー（Clement Richard Attlee）内閣の保健大臣（在任：1945 年〜 1951 年）として画期的な国民保健サービス（NHS）を導入したことで知られています。その後、アトリー内閣が NHS に当てる予算を削減したことに反発して保健大臣を辞職し、労働党内の左派（ベヴァニスト）を率い副党首となりました。ベヴァンはウェールズ出身の最も著名な政治家の一人です。2004 年には、福祉国家の成立に貢献した彼の業績を讃えて、「ウェールズの 100 人の英雄（英語版）」の 1 位に選ばれました。

5）オックスフォード大学在学中から保守党を支持しており、党員として長い活動歴を誇ります。また、実業家としても幼少時からの親友マイク・エルム（Mike Elms）と共に起業した教育関係メディアで成功を収めています。保守党の党首選（2005 年 12 月）に立候補したデイヴィッド・キャメロンを支援したことで、党首に就任した後のキャメロンから重用され、2005 年から影の障害者担当閣外相、2007 年から影の内閣文化・メディア・スポーツ担当閣内相を務めました。保守党の政権奪取後、2010 年に文化・オリンピック・メディア・スポーツ担当相に任命されました。この役職は 2012 年のロンドンオリンピックを主管するものでしたが、実業界での経験も十分に生かしこの大会を成功裡に終了させ、英国の国威発揚、景気浮揚に著しい貢献を果たしました。2012 年 4 月 10 日に味の素ナショナルトレーニングセンターを訪れ、吉田沙保里、伊調馨、北島康介らを激励しました。2012 年から 2018 年までは、デイヴィッド・キャメロンおよびテリーザ・メアリー・メイ（Theresa Mary May）首相の下で保健大臣を務めました。2018 年 7 月 9 日、ボリス・ジョンソン（Boris Johnson）の辞任を受けて外務・英連邦大臣に任命されました。

6）ミステリーショッパーとは、一般客に紛れて対象となる店を利用し、店側に気づかれないように注意しながらサービスや接客態度、店の様子などについて実態調査を行う覆面調査員のこと。主な依頼主は店を運営する企業で、顧客目線での評価を知り、業務改善に役立てることを目的として行われます。

7）イギリスには、日本の保健師と非常に類似した活動をしている、ヘルスビジターいう地域における看護専門職がいます。ヘルスビジターの資格を

143

得るには、看護師の免許を取得後に、さらに大学において1年のSpecial-ist Community Pubilc Health Nursing（SCPHN）コースに入学し、120クレジット（単位）の履修が必要です。SCPHNコースで得られる資格は、ヘルスビジターの他に、School Nurse、産業看護師、家族看護師があります。イギリスにおけるヘルスビジター数は、2010年時点で8,092名でしたが、2015年までに約40%を増員することが「ヘルスビジター増員計画」により計画的に進められており、2015年には12,292人となる予定でした（Department of Health 2011）。人口がイギリスのほぼ2倍の日本では2012年における保健所・市町村で働く保健師が約34,000人（厚生労働省2013）ですので、日本の保健師数の方が多いことが分かります。ヘルスビジターの増加計画の理由には、イギリスにおける健康格差の拡大が問題となっていること、多様な保健政策の遂行にヘルスビジターの活動が欠かせないことなどが挙げられます。ヘルスビジターの活動の重要性がイギリスの社会に認められた成果といえるでしょう（岩本里織2015参照）。

文献

Clive Spencer., *North East Leadership Academy The NHS–how does it all fit together?*,

Department of Health, *Health Visitor Implementation Plan 2011 15 : A Call to Action*, February 2011.

NHS ENGLAND（https://www.england.nhs.uk/five-year-forward-view/）.

NHS Improvement（https://improvement.nhs.uk/）.

NHS North East Leadership Academy（http://www.nelacademy.nhs.uk/）.

NHS North East Leadership Academy, 4 Nov 2015.

NHS ENGLAND, Specialised services（https://www.england.nhs.uk/commissioning/spec-services/）.

National Services Division, Commissioning for Scotland's Health（https://www.nsd.scot.nhs.uk/services/specserv/index.html.）.

NHS England, Spotlight on specialised services, Second edition 2018/19.（https://www.england.nhs.uk/wp-content/uploads/2018/09/spotlight-on-specialised-services-second-edition.pdf）.

Local Healthwatch（https://www.gov.uk/government/publications/local-healthwatch）

Public Health England（https://www.gov.uk/government/organisations/public-health-england.）

岩本里織「諸外国の公衆衛生看護活動 イギリス その1～イギリスのヘルスビジター」2015年 (https://japhn.jp/wp/wp-content/uploads/2017/04/foreign_phn_01.pdf).

厚生労働省「平成24年衛生行政報告例（就業医療関係者）の概況」2013年。

あとがき

　メイ首相は 2016 年 6 月の国民投票で離脱が決まり、キャメロン首相が辞任したことを受け、党首選を経て首相に就きました。2017年 6 月には EU との離脱交渉に向け、政権基盤を強化するため総選挙を行いました。しかし、高齢者の負担を増やす社会保障制度改革が有権者の反発を招き、保守党は過半数割れしました。メイ氏の指導力は低下し、下院で議案を通しにくい状況を招きました。

　離脱方針も揺らぎました。メイ氏は当初、EU 内で人やモノの移動が自由になる「単一市場」、モノの輸出入に関税をかけない「関税同盟」といった EU の枠組みから完全に抜ける方針にこだわりました。しかし 2018 年 7 月には EU との緊密な経済関係を模索する穏健姿勢に転じ、当時のジョンソン外相らが辞任しました。政権からは計 36 人もの閣内・閣外相が辞任しています。

　保守党内では強硬離脱派と穏健派で深刻な亀裂が生じていましたが、メイ氏は対応に失敗しました。「ほぼ不可能な仕事に挑んだ」と同情の声もありますが、「総選挙の実施で威厳を失っただけでなく、党内の合意形成ばかりに集中し、超党派の協力を得ようとしなかった」と識者からは批判されました。多くの判断ミスが失敗につながった面は否めません。

　イギリスと EU との交渉では、イギリス領北アイルランドと EU加盟国アイルランド間の国境管理問題が最大の障壁となりました。この問題を巡って保守党で EU との関係をできるだけ小さくするよう求める強硬離脱派や、閣外協力を結ぶ北アイルランドの地域政党「民主統一党（DUP）」が離反しました。離脱に必要な下院の支持を得られず、離脱日は 3 月 29 日から 10 月末まで延期されました。

　メイ氏に対する党内の反発は強まり、5 月の地方会議での敗北、さらには欧州議会選に向けて支持が危機的水準に低下し、「メイ降ろし」の圧力に屈しました。

　国民投票から 3 年が過ぎても、離脱の方法も EU との今後の関係についても方針も定まらず、迷走の末に、公約だった離脱を実現できないまま 2019 年 6 月 7 日、メイ氏は与党・保守党の党首を退き

ました。7月には首相も辞任しました。離脱に伴う激変を緩和する「移行期間」などを盛り込み、EUとも合意している離脱協定案はとん挫する方向となりました。

　新首相となる次の党首選びでは、「合意があってもなくても10月末に離脱する」と公言するボリス・ジョンソン前外相が先頭を走りました。何の取り決めもなくEUを抜ける「合意なき離脱」を選択肢とするだけに、イギリスを取り巻く不確実性が一気に高まりました。

　「合意なき離脱」も辞さない強硬論は分断の壁をさらに厚く、さらに高くしました。EU残留を望む北部スコットランドではイギリスからの独立を求める声が再び広がりつつあり、今後、国としての一体性さえ揺るぎかねない状況です。本書はこのようなイギリスの状況下で執筆されました。

　さて、序章でも触れましたが、本書は2つの視察調査から構成されています。1つは、2015年11月に実施された「イギリスの医療・福祉と社会的企業の視察と調査」の結果報告のうちで、イギリスの医療の視察調査結果をすべて記述しています。もう1つは、2012年9月に実施された「英国公共サービス改革最前線──オープン・パブリック・サービスとソーシャル・インパクト・ボンドから学ぶ──視察と調査」のうちの医療機関視察の部分を記述しています。

　これも序章で述べていることですが、私は『イギリスの認知症国家戦略』（同時代社、2017年）を出版しており、イギリスで現在も取り組まれている「認知症国家戦略の実践」についてまとめました。本書は、それに続くイギリスに関する2冊目の著書となります。初出一覧を見ると分かるように、イギリスの病院を意識して雑誌に掲載してきたつもりでしたが、著書としてまとめてみると、医療制度改革のほうが中心に思えてきましたので、思い切ってタイトルを「イギリスの医療制度改革」としました。しかし、医療制度改革について系統的に述べたものではなく、調査した結果を事例として述べることで、医療制度改革の内容を記述しています。イギリスの医療制度改革については系統立った章を準備する余裕がなかったため、本書は仕方なく事例の提示だけになっています。中身がタイトル負

146

けしている感じは否めませんし、読者は何か物足りなさを感じるか
もしれませんが、本書で触れられなかった改革や政策は、類書で補
ってくださいますようお願いいたします。

　本書を閉じるにあたって、お世話になった方々にお礼申し上げま
す。
　まず、2015 年の視察調査でお世話になった非営利・協同総合研
究所いのちとくらし中川雄一郎理事長（明治大学教授・現在は名誉
教授）をはじめ、八田英之副理事長（視察団長）、研究所主任研究
員の石塚秀雄先生と理事・事務局長の竹野ユキ子さんにお礼申し上
げます。同様に、2012 年調査では、明治大学経営学部教授・明治
大学非営利・公共経営研究所代表の塚本一郎先生（調査団長）にお
世話になったことを改めてお礼申し上げます。そして、視察調査の
うちで、イギリスの社会的企業の視察調査と公共サービス改革の視
察調査についてはまだ書ききれておりません。本書の出版後、でき
る限り早く出版したいと考えています。
　2 つ目に、本書の初出一覧をみるとわかりますが、16 本の論文の
うち 14 本が『文化連情報』誌への連載です。日本文化厚生連と文
化連情報編集部にお礼申し上げます。同様に、2 本の論文は、非営
利・協同総合研究所いのちとくらし研究所ほか『イギリスの医療・
福祉と社会的企業視察報告書』に掲載された論文です。論文掲載の
機会をいただけたことに、改めてお礼申し上げます。
　最後に、ドイツ、イタリア、イギリス等の海外視察調査シリーズ
の著書を出版いただきました同時代社の高井隆社長に、今回もお世
話になったことに感謝申し上げます。

著　者

147

初出一覧

序　章　研究の視点と本書の概要
書き下ろし

第1章　NHS の医療提供体制
（原題）「イギリスの病院〈1〉医療提供機関の概況」『文化連情報』№ 484、
日本文化厚生農業協同組合連合会、2018 年 8 月、pp.70-74。

第2章　ガイズ＆聖トーマス NHS ファウンデーション・トラスト（ロンドン）
　　　　── Guy's and St. Thomas' NHS-FT：Patient and Public Engage-
　　　　ment Strategy
1.　ガイズ＆聖トーマス病院
（原題）「イギリスの病院〈2〉ガイズ＆聖トーマス病院（1）」『文化連情報』
№ 485、2018 年 9 月、pp.70-73。
2.　患者中心の医療体制の構築
（原題）「イギリスの病院〈3〉ガイズ＆聖トーマス病院（2）患者中心の医療
体制の構築」『文化連情報』№ 486、2018 年 10 月、pp.64-68。
3.　問題提起と行動
（原題）「イギリスの病院〈4〉ガイズ＆聖トーマス病院（3）問題提起と行動」
『文化連情報』№ 488、2018 年 11 月、pp.64-67。
4.　プロジェクト
（原題）「イギリスの病院〈5〉ガイズ＆聖トーマス病院（4）プロジェクト」
『文化連情報』№ 489、2018 年 12 月、pp.62-65。

第3章　ブロムリー・ヘルスケア・コミュニティ利益会社の挑戦（ロンドン）
　　　　── Bromley Healthcare CIC Ltd.：GP with the Special Interest(G-
　　　　PwSI)
1.　社会的企業としてのブロムリー・ヘルスケア
（原題）「イギリスの病院〈6〉Bromley Healthcare CIC Ltd.（1）社会的企業
としてのブロムリー・ヘルスケア」『文化連情報』№ 490、2019 年 1 月、
pp.66-70。
2.　コミュニティ利益会社／3.　GPwSI と SIB ／ 4.　ソーシャル・インパクト・
ボンド
（原題）「イギリスの病院〈7〉Bromley Healthcare CIC Ltd.（2）組織の概要」
『文化連情報』№ 491、2019 年 2 月、pp.86-89。
（原題）「イギリスの病院〈8〉Bromley Healthcare CIC Ltd.（3）ソーシャル・
インパクト・ボンド」『文化連情報』№ 492、2019 年 3 月、pp.58-61。

第4章　ビクトリア・ロード・ヘルスセンターの実践（サンダーランド）
　　　　── Victoria Road Health Centre：プライマリケアの中核としての
　　　　GP

1. サンダーランド市と GP センター
（原題）「イギリスの病院〈9〉Victoria Road Health Centre（1）施設の概要」
『文化連情報』No. 493、2019 年 4 月、pp.66-70。
2. NHS と GP ／ 3. 多職種連携
（原題）「イギリスの病院〈10〉Victoria Road Health Centre（2）GP」『文化
連情報』No. 494、2019 年 5 月、pp.70-73。
4. センター内の視察
（原題）「イギリスの病院〈11〉Victoria Road Health Centre（3）センター内
の視察」『文化連情報』No. 495、2019 年 6 月、pp.62-63。

第 5 章　サンダーランド市民病院 NHS ファウンデーション・トラスト（サンダーランド）── Sunder Land City Hospital & Colleagues

1. サンダーランド市民病院トラスト
（原題）「サンダーランド市民病院トラスト（Sunderland City Hospital & Colleagues）」非営利・協同総研いのちとくらしほか『イギリスの医療・福祉と社会的企業視察報告書　2015 年 10 月 31 日～ 11 月 8 日』2016 年 6 月、pp.30-34。
2. サンダーランド市民病院の特徴と機能／ 3. サンダーランド市民病院の救急部門／ 4. 病院の外から建物を見る
（原題）「サンダーランド市民病院（院内視察）」非営利・協同総研いのちとくらしほか『イギリスの医療・福祉と社会的企業視察報告書』2016 年 6 月、pp.35-47。

第 6 章　NHS の現在と未来── NHS North East Leadership Academy からの学び

1. NHS の仕組み
（原題）「イギリスの病院〈12〉NHS North East Leadership Academy（1）NHS の仕組み」『文化連情報』No. 496、2019 年 7 月、pp.68-73。
2. NHS の構造・従事者／ 3. NHS の未来
（原題）「イギリスの病院〈13〉NHS North East Leadership Academy（2）NHS の構造・従事者・未来」『文化連情報』No. 497、2019 年 7 月、pp.74-80。
4. 日本への示唆
（原題）「イギリスの病院〈14〉NHS North East Leadership Academy（3）日本への示唆」『文化連情報』No. 498、2019 年 8 月、pp.78-81。

索引

数字・アルファベット

2012 年 NHS 改革法（The Health and Social Care Act 2012）24

360 度から意見を聞く制度（「360 度フィードバック」または「360 度評価」という）49, 52

Circle 社　27

GP Registrar　75, 76, 82, 86

GP Retainer　75, 76, 84

Hinchingbrooke 病院　27

NHS 憲章（NHS constitution）22

NHS スタンダード契約（NHS Standard Contract）25

NHS トラスト（国立病院が移管した公営企業体）24

NHS ファウンデーション・トラスト（NHS-FT, NHS Foundation Trust）17, 24, 31, 33

Our Health, Our care, Our Say: a new direction for community services　56

payment by results（出来高払い）66, 67, 69

The North West Anglia NHS Foundation Trust　27

あ行

アージェント・ケア・センター（Urgent Care Center, 急病センター）65

アクティング・オン・ファインディング　45

アナイリン・ベヴァン（Aneurin Bevan）120, 143

アンドレア・カーニー（Ms. Andrea Carney）32, 42, 43, 49, 50

伊調馨　143

インテグレーテッドケア（Integrated care, 統合していくケア）67

ウェストミンスター病院（Westminster Hospital）30

エヴェリーナ・ロンドン小児病院（Evelina London Children's Hospital）33

エクイティ（Equity, 株主資本）61, 70

エグゼブティブ・コミッティ（Excutive Committee）96

エリザベス 2 世（Elizabeth Ⅱ）98

150

索引

エルダーライフ・スペシャリスト・プラクティショナー（Elder life Specialist Practitioner）103

エルダーライフ・スペシャリスト・プログラム・アシスタント（Elder life Specialist Program assistant）103

エンハンス・サービス（enhanced services）77

か行

会計検査院（National Audit office）56

ガイズ病院（Guy's Hospital）30, 33, 44, 47

株式有限責任会社（CLS）56

患者の選択アジェンダ 136

キーオ & バーウィック・レポート（Keogh & Berwick reports）38

北島康介 143

キャッチアップスロット（catch up slot）87

キャロル・ハリス（Carol Harries）98

キングスファンド（The King's Fund）119

クライブ・スペンサー（Clive Spencer）17, 119, 126, 132, 137

クリニカルスキル（Clinical Skills, 臨床技能）60

クレメント・リチャード・アトリー（Clement Richard Attlee）143

ケンブリッジ大学病院 NHS ファウンデーショントラスト（Cambridge University Hospitals NHS Foundation Trust）28

ケン・ブレムナー（Ken Bremner）17, 90, 96, 98

ゴードン・ブラウン 15, 70

コール・クオリティ・アセッサー（評価者）43

コミッショニング・サポートユニット（commissioning support units）121

コミュニティ・ケア（Community Care）91

コミュニティ・ストローク・チーム（Community stroke team）111

コミュニティナース（Community Nurse）82

コミュニティ・ヘルス・カウンシル 36

コミュニティ利益会社（CIC）55, 56, 58, 61

さ行

サプライ・ドア・ビジット（Supply door Visit）138

シークイーン・ターゲット（CQUEEN target）139

ジェイミー・ケディー（Jamie keddie）32, 43, 49

151

ジェレミー・ハント（Jeremy Hunt）　120

資産処分の制限（asset lock）　70

シティ・オブ・ロンドン（City of London）　57, 70

ジム・マッキー（Jim Mackey）　130

社会的企業（Social enterprise）　18, 25, 26, 27, 55, 56, 57, 58, 59, 60, 61,
　63

社会的企業：成功への戦略（Social Enterprise: Strategy for Success）
　55

社会的企業ユニット（Social Enterprise Unit）　55, 56

シャロン・エニウエア（Sharon Inyoua）　104

ジョナサン・ルイス（Jonathan Lewis）　58, 59, 60, 61, 63, 64, 65, 66, 67,
　68, 69

処方看護師　82, 84

スクールナース（school nurse, 学校看護師）　58, 62, 139, 144

スティーブン・バブ（Sir. Stephen Bubb）　59

スペシャリストナース（Specialist Nurse）　78, 110

スペシャルナース（special nurse, 特殊看護師）　62

聖トーマス病院（St Thomas' hospital）　30, 33, 43, 47, 52,

セーフ・イン・アワ・ハンズ（Safe in Our Hands）　44

セカンダリ・ケア（Secondary Care, 2次医療）　15, 16, 79, 80, 91

セクレタリー・オブ・ステート（secretary of state, 国務大臣）　120

セクレタリー・ジェネラル（secretary general, 事務総長）　125

ソーシャル・インパクト・インベストメント（SII）　68, 69, 71

ソーシャル・インパクト・ボンド（SIB）　18, 66, 68, 71

た行

ターシュリー・サービス（tarshuri service）　91

第三セクター（The third sector）　25, 26

タイムアウトタイムイン（"Time-out""Time-in"）　83, 88

「誰の靴か」プロジェクト　46

地域保健師（Health Visitor, ヘルスヴィジター）　62, 138, 139, 143, 144

チェルシー・アンド・ウェストミンスター病院（Chelsea and Westmin-
　ster Hospital）　28

地方長官 (Lord Lieutenant)　69

地方長官法 (Lieutenancies Act 1997)　69

デイヴィッド・キャメロン（David Cameron）65, 82, 143, 145

ディスチャージ・サポート・ナーシーズ（Discharge support nurses, 退院支援看護師）116

ディストリクト・ナーシング（地域看護師 district nurse によるサービス）62

テリーザ・メアリー・メイ（Theresa Mary May）143, 145

テレメディスン（telemedicine, 遠隔医療）46, 111

典礼カウンティ (ceremonial county) 69

独立系契約者（Independent contractors）27

トレインド・ナース（Trained-Nurse）82, 87

トニー・ブレア（Tony Blair）15, 55, 87

は行

パーソン・センタード・ケア（Person Centered Care）103

非営利の公益法人（not-for-profit, public benefit corporation）24

フォーカス・グループ（Focus groups）48

プライマリ・ケア（Primary Care）15, 16, 22, 25, 50, 79, 139

プライマリ・ヘルス・ケア（Primary Health Care）91

プライベート・セクター（Private Sector）25, 26

プラクティス・マネジャー（Practice Manager, 実務マネージャー）75

フランシス調査／ミッド・スタッフォードシャー・レポート（Francis Inquiry / Mid Staffordshire Report）37

フランシス・レポート 38

ブリストル王立小児病院 35, 52

ブリストル調査 35, 37

フレンド・アンド・ファミリー・テスト（Friends and Family Test）44

フローレンス・ナイチンゲール（Florence Nightingale）30, 52

ペーシェント・フォーカス・グループ（patient focus group）84

ヘーゼル・アン・ブリアーズ（Hazel Anne Blears）59, 70

ヘルス・アンド・ウェルビーイング・ボード（health and well-being board）125

ヘルス・ヴィジティング（保健師 health visitor によるサービス）62

放射線治療室（Radiation treatment room）47

ボード・オブ・ダイレクター（Board of Director）60, 96

保証有限責任会社（CLG）56

ポダイアトリー（Podiatry）99

ボリス・ジョンソン（Boris Johnson）143, 145, 146

ま行

マイク・エルム（Mike Elms）143
慢性疾病（chronic disease）109
ミステリーショッパー（mystery shopper, 顧客視点による調査手法の
　　一つ。覆面調査もほぼ同義語）43, 138, 143
モニター（Monitor）24, 126, 130, 137

や行

予約枠（Reserved slots）78
吉田沙保里　143

ら行

ランベスとサザーク（Lambeth and Southwark）地区　32
レファレンス・グループ（Reference group）47
ローカル・ヘルスウォッチ（Local Healthwatch）20, 38, 125, 126, 128
ロスチャイルド（Rothschild）33
ロバート・フランシス（Robert Francis）37
ロンドン・バラ（London borough）57, 70

わ行

「若い探偵たち」プロジェクト　20, 47

著者業績

《単書》

『地域と高齢者医療福祉』日本博士論文登録機構、雄松堂出版、2008年8月。

『地域と高齢者の医療福祉』御茶の水書房、2009年1月。

『医療機能分化と連携——地域と病院と医療連携』御茶の水書房、2013年4月。

『「論文を書く」ということ——憂鬱な知的作業のすすめ』御茶の水書房、2014年9月。

『ドイツのエネルギー協同組合』同時代社、2015年4月。

『イタリアの社会的協同組合』同時代社、2015年10月。

『高齢者医療と介護看護——住まいと地域ケア』御茶の水書房、2016年6月。

『イギリスの認知症国家戦略』同時代社、2017年1月。

『フランスの医療福祉改革』日本評論社、2019年4月。

《共著》

法政大学大原社会問題研究所編『社会労働大事典』旬報社、2011年2月。

平岡公一ほか監修・須田木綿子ほか編『研究道——学的探求の道案内』東信堂、2013年4月。

由井文江編『ダイバーシティ経営処方箋—— 一からわかるダイバーシティ　男・女・高齢者・障がい者・外国人〜多様性を力に』全国労働基準関係団体連合会、2014年1月。

法政大学大原社会問題研究所・相田利雄編『大原社会問題研究所叢書：サステイナブルな地域と経済の構想——岡山県倉敷市を中心に』御茶の水書房、2016年2月。

高橋巌編『農協——協同のセーフティネットを創る』コモンズ、2017年12月。

日本文化厚生連年史編纂委員会編『日本文化厚生連七十年史』2018年9月。

《論文》

「医療計画と地域政策」日本地域政策学会『日本地域政策研究』第4号、2006年3月。

「急性期入院加算取得病院と地域特性調査による医療連携の分析——厚生連病院所在の第二次医療圏を対象とした遠隔医療導入の可能性」日本遠隔医療学会『日本遠隔医療学会雑誌』第2巻第2号、2006年9月。

「中山間地域の高齢者と在宅ケアについての研究」日本地域政策学会『日

本地域政策研究』第 6 号、2008 年 3 月。

「病院勤務医師不足の現状と対応についての研究——公的病院のアンケート分析から」日本医療福祉学会『医療福祉研究』第 2 号、2008 年 7 月。

「過疎山村限界集落の高齢者と地域福祉に関する研究」日本地域政策学会『日本地域政策研究』第 7 号、2009 年 3 月。

「有料老人ホームが終のすみかとなる可能性——東京都内ホームの経済的入居条件と保健医療の考察」日本保健医療学会『保健医療研究』第 1 号、2009 年 6 月。

「高齢者の住まいと医療福祉に関する研究——有料老人ホームの制度等の変遷と経済的入居条件の考察」日本医療福祉学会『医療福祉研究』第 3 号、2009 年 6 月。

「高齢者介護の地域格差に関する研究——首都圏・中部地方・大都市の介護力指数の比較」日本保健医療学会『保健医療研究』第 2 号、2010 年 2 月。

「小規模・高齢化集落の高齢者と地域福祉」福祉社会学会『福祉社会学研究』第 8 号、2011 年 5 月。

「地域福祉は住民のもの——協同組合・非営利組織の視点から」日本地域福祉学会『日本の地域福祉』第 31 巻、2018 年 3 月。

ほか多数。

著者紹介

小　磯　明（こいそ　あきら）

1960 年生まれ
2008 年 3 月　法政大学大学院政策科学研究科博士後期課程修了
　　政策科学博士（法政大学）、専門社会調査士（社会調査協会）、医療
　　メディエーター（日本医療メディエーター協会）
《現在》
日本文化厚生農業協同組合連合会『文化連情報』編集部編集長
法政大学現代福祉学部兼任講師（医療政策論、関係行政論）
法政大学大学院公共政策研究科兼任講師（社会調査法 1、5、公共政策
論文技法 1）
法政大学大学院政策科学研究所特任研究員
法政大学地域研究センター客員研究員
法政大学大原社会問題研究所嘱託研究員
日本医療メディエーター協会首都圏支部理事
非営利・協同総合研究所いのちとくらし理事、ほか

イギリスの医療制度改革　患者・市民の医療への参画

2019 年 10 月 25 日　　初版第 1 刷発行

著　者　　小磯　明
発行者　　髙井　隆
発行所　　株式会社同時代社
　　　　　〒 101-0065　東京都千代田区西神田 2-7-6
　　　　　電話 03(3261)3149　FAX 03(3261)3237
組　版　　有限会社閏月社
装　幀　　クリエイティブ・コンセプト
印　刷　　中央精版印刷株式会社

ISBN978-4-88683-862-9

同時代社◎小磯 明の本

イギリスの認知症国家戦略

2017年1月　A5・344ページ　本体2,700円＋税

イギリスの高齢者福祉と認知症政策、その実践を紹介。
日本の地域社会が、認知症の人への担い手となるために何が必要か？
イギリスの活動現場から得られた示唆と有意な認知症対策を学び、新た
な開発も視野に入れながら検討する。

イタリアの社会的協同組合

2015年10月　A5・208ページ　本体2,000円＋税

高齢者介護、障害者作業所と就労支援職業訓練、知的障害者への支援な
ど、社会的に排除された人たち・社会的弱者への社会福祉サービスを担
う地域コミュニティの中で活動するイタリアの社会的協同組合。日本の
社会保障制度となにがが違うのか。最新の取り組みをみる。

ドイツのエネルギー協同組合

2015年4月　A5・200ページ　本体2,000円＋税

原発に頼らない、再生可能エネルギーが急拡大するドイツ。フライブル
クのヴォーバン地区のような環境とエネルギーの統合政策、ヴァイスヴ
ァイル・シェーナウにおける原発反対運動や電力配電網買取──、エネ
ルギー生産事業を担う「協同組合」の取り組みから学ぶべきこと。現地
の貴重な調査報告。